35過ぎて腹筋を割る！

「マネーの虎」南原竜樹

超かんたんレシピ&トレーニング

ATパブリケーション

はじめに

かっこいい体を作るポイントはズバリ「食事」にあり！

リバウンドしない、かっこいい体を作る、そのいちばんのポイントはズバリ、食事にあります。**食事7割、トレーニング3割**です。

日本ではあまり知られていませんが、欧米のアスリート達の間では、これは常識です。やみくもに食事を減らす、そして過度なトレーニングをする、こういう生活では、体は張りを失うばかりです。ましてや腹筋は割れません。

さらに、食事の量よりも「質」にこだわってください。カロリー量に振り回されて、筋肉のつかない間違ったダイエットをしている人が世の中には多すぎます。

本書で紹介している料理のレシピは、いずれもかんたんに作れて、効果の高いものばかりです。好きなものを、しっかり、できれば1日4食食べてください。そして、適切なトレーニングを積んでください。

こういう私も40歳くらいまでは、肥満体ではありませんでしたが、毎日の仕事に明け暮れて、体型管理に気を使うほどではありませんでした。適正な食事とトレーニングのノウハウを学び、実践することによって、私の腹筋が6つに割れたのは、40代後半になってからです。

なによりも、体が軽い！　目覚めも快適で、仕事でもガンガン外回りできる。そして女性にもてる！　（笑）夏のプールが楽しみになる！　いいことづくめ！

スリムな体型を取り戻した後、ジムに毎週通うことはなくなりましたが、それでも体脂肪率10パーセント前後をずっとキープしています。今、52歳になりますが、タニタの体組成計

はじめに

で表示される体内年齢では、なんと26歳という結果が出ました。こんな私でも取り組めて、短期間で結果を出すことができたこのノウハウを、多くの人に知ってもらおうと、私はリビト（LIVITO）というボディデザインのジムを立ち上げました。

本書は、このジムのノウハウを自宅でも手軽に体感してもらおうと出版したものです。

30代半ばを過ぎて、または40歳を過ぎて、お腹まわりが気になってきた貴方！「少しスリムになれれば…」などと、卑屈になることはありません。まだまだ間に合います！

みなさんもぜひ、鋼のような＆みずみずしいボディを獲得してください！

まずは「食事編」からご紹介します。

南原竜樹

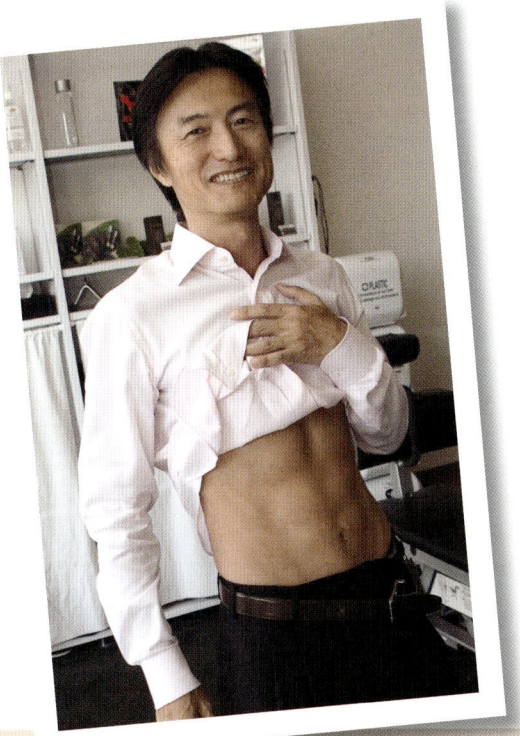

Contents

PART 1 美しいボディはこうして作る

- はじめに ……2
- なぜ太る？ なぜ痩せる？ ボディデザインの基礎知識 ……10
- 間違ったダイエットで、美しさを失わないように ……12
- 1日3食以上、しっかり摂る。最適な食材をバランスよく ……14

PART 2 しっかり食べても大丈夫！ リビト流 かんたん料理レシピ集

- 料理の基本！ だしの作り方とアレンジ自在高タンパク食材 ……18
- 鶏山椒バーグ ……20
- ささみのヨーグルトマリネ焼き ……21
- 鶏むね肉のローズマリー焼き ……22
- 担々もやし ……23
- 白菜のミルフィーユ ……24
- 蒸し牡蠣のピリ辛おろしのせ ……25

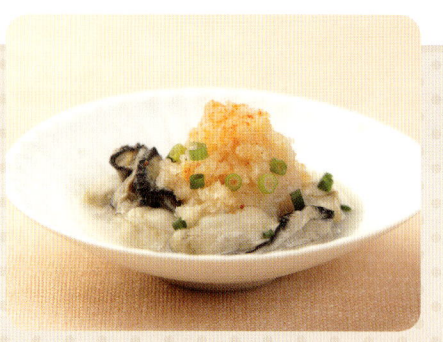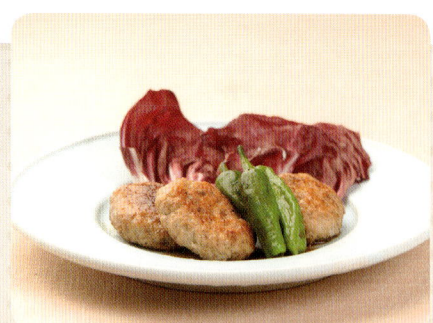

もくじ

- 洋風マグロのぶつ和え …… 26
- マグロの和風ステーキ …… 27
- 洋風いかの刺身 …… 28
- 帆立のコチュジャン和え …… 29
- 海老のレモングラス蒸し …… 30
- 香菜サラダ …… 31
- 海老の塩にんにく炒め …… 32
- あさりとディルのエスニック蒸し …… 33
- 鶏と白菜の蒸し団子 …… 34
- ガーリックビーフ …… 35
- 牛肉のチーズみそ炒め …… 36
- 牛そぼろのサラダ菜巻き …… 37
- 牛ヒレ肉のタリアータ風 …… 38
- ささみのカレーチーズピカタ …… 39
- 初がつおの炙り …… 40
- たらの湯豆腐 …… 41
- 納豆オムレツ …… 42
- はんぺんピザ …… 43
- ツナ大根 …… 44
- たことアボカドのおかか和え …… 45

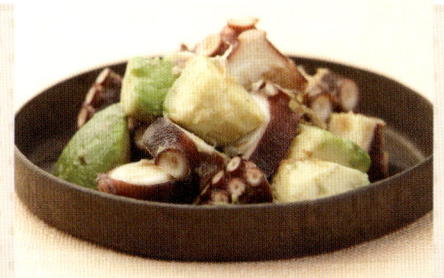
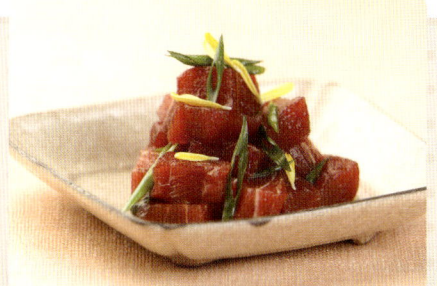

Contents

- 三種の大根サラダ ……46
- たらのアクアパッツァ風 ……47
- 豚肉のキムチ炒めのせ蒸し豆腐 ……47
- 納豆おくら ……48
- グリーン野菜の蒸し煮 ……48
- たこミンチとクレソンの黒ごま和え ……49
- きのこソテー目玉焼きソースがけ ……50
- 塩豚キャベツ ……51
- ゆで鶏のおろしポン酢和え ……52
- ゆで鶏と菜の花のマスタード和え ……53
- ゆで鶏の柚子こしょうサラダ ……54
- ねぎ塩 ……55
- しらすの酢漬け ……56
- チャイニーズきくらげ ……56
- 豚肉のキムチ炒め ……57
- 冷奴 アレンジメニュー4種 ……58
- ひよこ豆のハーブサラダ ……59
- メカジキのソテー ひよこ豆のハーブサラダ添え ……60
- 韓国風わかめのお刺身 ……61
- 牛ヒレソテー ……62
  ……63

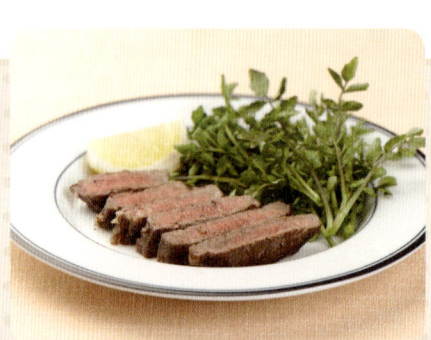
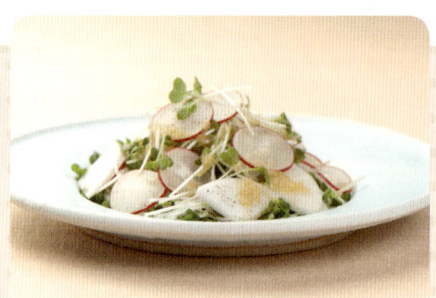

もくじ

- 車麩チャンプルー …… 64
- ゴーヤのおひたし …… 65
- ピリ辛こんにゃく …… 66
- 紅しょうがごはん …… 67
- 生ハムと塩もみきゅうりのごはん …… 67
- 手巻きナッツごはん …… 68
- 塩もみきゅうり アレンジメニュー3種 …… 69
- 蒸しなすのドライカレー …… 70
- ゆで鶏スープかけごはん …… 71
- ごぼうのスパイス炒め …… 72
- ごぼうの海苔きんぴら …… 73
- きんぴらとみつばのトルティージャ …… 74
- おくらと小海老の和風スープカレー …… 75
- ブロッコリーのシンプルスープ …… 76
- セロリの塩豚スープ …… 76
- コーヒーメレンゲフロート …… 77
- 白黒ごま豆腐 …… 78
- アボカドのティラミス風 …… 79
- 棒寒天のすだちシロップがけ …… 79
- カルダモンヨーグルト …… 80

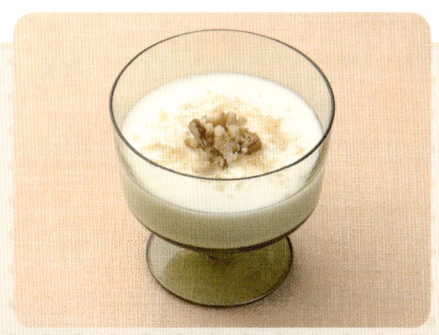
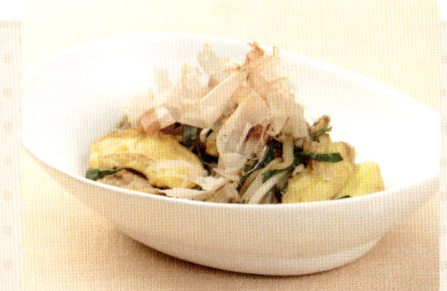

Contents

PART 3 引き締まったボディを作るかんたんエクササイズ

- 最短最速で最高の効果を！ 自宅でできるトレーニング ……82
- プッシュアップ【大胸筋】……84
- ワンハンドダンベルロウイング【広背筋】……85
- ダンベルレッグランジ【大腿四頭筋・大臀筋】……86
- トライセプスダンベルキックバック【上腕三頭筋】……87
- ダンベルカール【上腕二頭筋】……88
- ダンベルサイドラテラルレイズ【三角筋側部】……89
- クランチ【腹直筋・上部・中部】……90
- シーテッドニーアップ【腹直筋下部】……91
- 120日やってみよう！ 振り返り「ボディデザインシート」……92

おわりに ……94

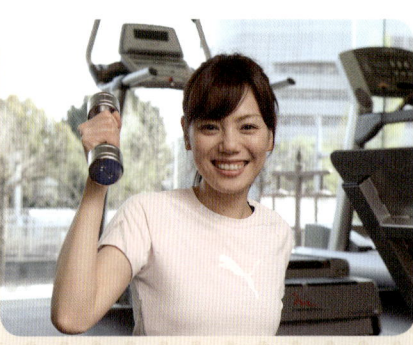
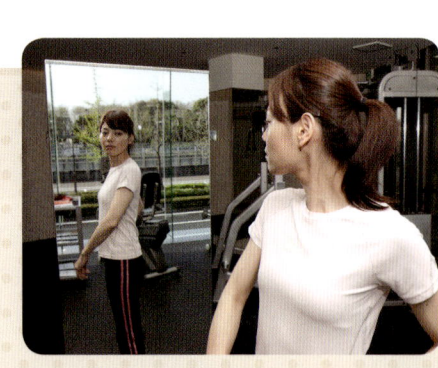

PART 1

美しいボディは こうして作る

Lvito food contlol

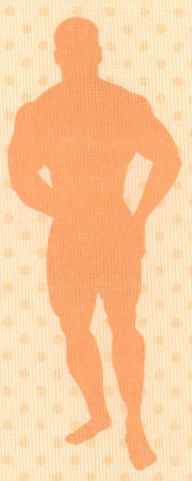

なぜ太る？なぜ痩せる？ボディデザインの基礎知識

Lvito food contlol

理想的なボディを手に入れるためには、正しい知識を身につけることが不可欠。ここでは、人がどうして太ってしまうのか、どうすれば痩せるのか、そのメカニズムを解説します。

どうしても太ってしまう3つの問題点

トレーニングをしているのに痩せない、食事制限をしても体重が思うように落ちない。そのような悩みを多くの方が持っていると思います。その原因には大きく次の3つが関係していることが多いのです。

① 筋肉量が少ない

筋肉には、摂取された糖分を取り入れる機能があります。糖分が筋肉に蓄えられているうちは、太ることはありません。しかし、蓄えられる量は筋肉量に応じて決まっていて、それ以上の糖分が体内に入ると、脂肪となり蓄積されてしまいます。

② 基礎代謝が低い

基礎代謝とは、人が全く動かなくても消費されるエネルギーのことです。たとえば、心臓を動かしたり、呼吸をしたりするのも基礎代謝に入ります。

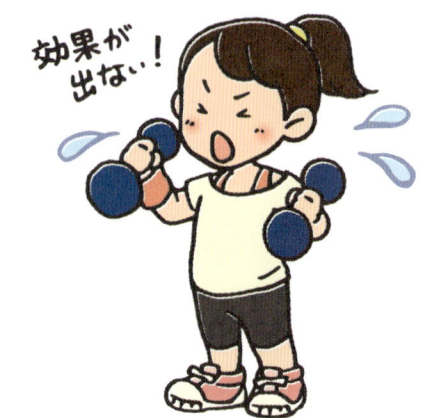
効果が出ない！

基礎代謝が低いということは、運動によって脂肪を燃焼させる必要がより高くなるということですから、痩せるためには大きなハンデとなります。

この基礎代謝の量は、筋肉量が多くなると高まります。

③ 体温が低い

一般的に体温が低いほど痩せにくい体質といわれています。人は自分の体を平熱に保つために、脂肪をエネルギーとして燃焼しますが、体温が高ければ、体温が低い人とくらべて体温を高める必要性が高くなり、その結果、燃焼しようとする脂肪の量が増えるのです。

また体温が低いと、内臓の運動も活発ではなくなり、その分脂肪燃焼力も低くなってしまいます。

筋肉量を維持できるボディデザインを目指す

この3つはお互いに密接に関連しています。中でも「筋肉量」というものが重要な役割を果たしていることがおわかりでしょう。効果的にボディを引き締め、さらに長く理想的な体型を維持するには、筋肉量を維持しつつ、適切な食事をとるライフスタイルが必要となってくるわけです。

筋肉量が増える ⇄ 適切な食事とトレーニング ⇄ 体温が上がる ⇄ 基礎代謝が上がる

→ 太りにくい体に！

vito food control

間違ったダイエットで、美しさを失わないように

ダイエットによって体重が落ちたり、好きな洋服が着られるようになっても、体の張りやみずずしさを失ってしまっては本末転倒です。美しさを保つための正しい知識を身につけましょう。

急激な体重減は避ける

体重減はひと月に男性なら体重の10パーセント、女性なら4〜5パーセントにとどめるべきです。急激に体重が落ちても、それは脂肪ではなく、筋肉をそぎ落としているようなものです。一般的に、脂肪1キロを燃焼させるには約7200キロカロリーを消費しなければならないといわれます。これは水泳のクロールで換算すると、体重にもよりますが、だいたい5時間半泳ぎ続けて消費できる量です。さらに食事をしながら、一週間に数キロずつ落としていくというのは無理があるということはわかるでしょう。

それでも体重が落ちているというのは、実は脂肪が落ちているのではなく、筋肉が減っているか、水分が減っているという、つまり先程説明した「痩せにくい」体質を作りだしているということです。

糖分を摂らないとダメ

食事の際、炭水化物を抜くと、体重は減ります。一見、ダイエットに効果がありそうですが、実はとても危険です。

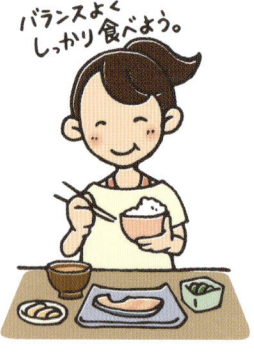
バランスよくしっかり食べよう。

① 糖分を摂らないと、筋肉は成長しない

太りにくい体質を作るためには、筋肉の量を増やすことが効果的ですが、炭水化物を全く抜いてしまい、そこからくる糖分が不足してしまうと、筋肉は維持することはできてもそれ以上成長しません。結果、筋肉に蓄えられる糖分は抑えられ、脂肪になってしまいます。

② 血糖値が下がると日常生活に支障が出る

糖分の摂取が抑えられると、血糖値が下がります。血糖値が低い状態が続くと、頭がぼーっとして、思考回路が鈍り、仕事や家事など、日常生活に支障をきたします。

血糖値が高すぎるのも問題ですが、低すぎるのも問題なのです。

また、急激にバランスを欠いた食事をすることによって、女性なら生理が止まるなど、体に変調をきたすこともあります。

そんなことのないように、リビトでは、適度な炭水化物を含めた毎日のメニューを、会員様に報告してもらっています。リビトのトレーニングは比較的強度が高いので、放っておいてもひと月に6キロくらい落ち

てしまいます。そんな方には「もっとしっかり食べてください」とアドバイスしています。無理なく無駄なく、美しい体を手に入れてもらおうというのがコンセプトです。

大切なのはミディアムカーボ〜ローカーボ（適度な炭水化物）

リビトでは、「ノンカーボ」ではなく「ミディアムカーボ」「ローカーボ」を推奨しています。つまり、筋肉をゆるやかに成長させつつカロリーを消費するために、適度な炭水化物を摂取しましょう、ということです。

無理なく無駄なく、美しい体を

1日3食以上、しっかり摂る。最適な食材をバランスよく

PART2で、自宅でもできる簡単な料理のレシピを紹介しますが、ここではまず、食べなければならない、また食べてもよい食材について、また食べ方の注意点についてご紹介します。

高タンパク、ミディアムカーボ、ローカーボ、ローファットが基本

高タンパク、ミディアムカーボ（中炭水化物）ローカーボ（低炭水化物）、ローファット（低脂肪）がリビトが推奨する食事のコンセプトです。

これを、トレーニングをしながらしっかりと摂っていくことが必要です。

食事のときに注意したいポイント

❶食事は、タンパク質をメインとして1日3食以上摂ってください。筋肉の主材料はタンパク質であり、筋肉内では常にタンパク質合成と分解が行われています。筋肥大を実現させるためには、分解量よりも合成量が上回っていなければなりません。空腹時には、合成よりも分解が優位になり、食事をとる回数が増えるほどに合成が促進されます。なるべく飢餓感を覚えないようにしてください。

❷アルコールを摂りすぎるとアルコール分解に肝臓が使用されてしまうので、筋肉量を増やすのに弊害が出るので注意が必要です。

❸3度の食事の間に間食を入れましょう。毎日のタンパク質摂取量が多くなり、これらを食事としてとってしまうと、胃腸に余計な負担をかけ、消化吸収効率を低下させてしまいます。

「高タンパク、低脂肪」をキーワードとして、プロテインドリンクやサプリメントを活用しましょう。こまめにタンパク質を摂取することで、常に血中アミノ酸濃度を高いレベルで一定にキープすることができ、筋肥大には、効率が良くなります。

❹ 1日を通して水分は2〜3リットル飲みましょう。1日に通常の生活を送った場合でも、約1.5〜2.5リットルの水が体内から失われています。また、水分補給で身体や肌の新陳代謝アップ、肌のつややハリの維持を助け、老化防止にも役立ちます。

オススメのタンパク質材料

卵・鶏ささみ肉・鶏むね肉・鶏もも肉・豚ひれ肉・豚もも肉・牛ヒレ肉・牛もも肉・牛ランプ肉・ツナ缶・魚貝類すべて・カッテージチーズ・無脂肪ヨーグルト・無脂肪牛乳・アボカド

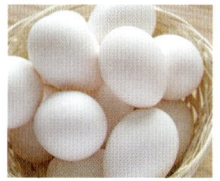
卵

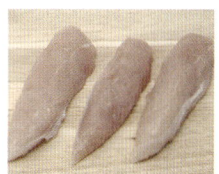
鶏ささみ肉

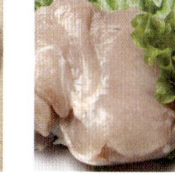
鶏むね肉

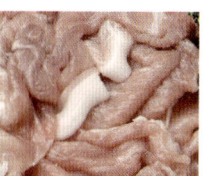
豚もも肉

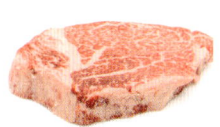
牛ヒレ肉

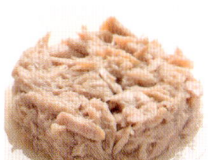
ツナ缶

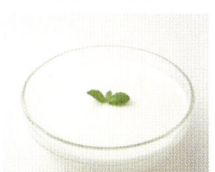
無脂肪ヨーグルト

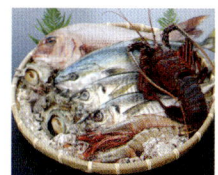
魚貝類

オススメの炭水化物

玄米・ライ麦パン・全粒粉パン・全粒粉パスタ・蕎麦・中華そば・さつまいも・いちご・あんず・パパイヤ・グレープフルーツ・りんご・梨・レモン・キウイ・さくらんぼ・メロン・バナナ

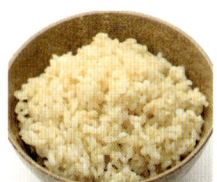
玄米

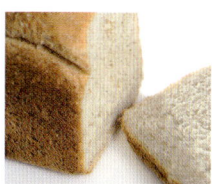
ライ麦パン

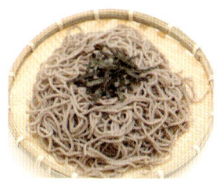
蕎麦

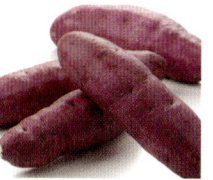
さつまいも

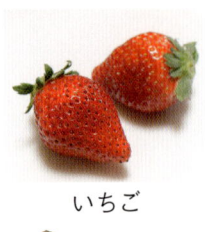
いちご

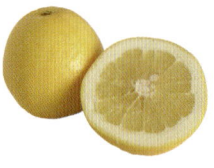
グレープフルーツ

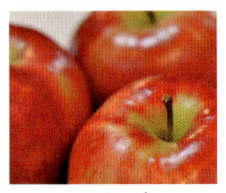
りんご

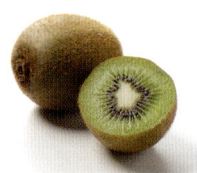
キウイ

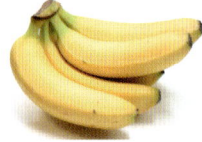
バナナ

オススメの野菜・海草

ブロッコリー・レタス・キャベツ・白菜・クレソン・小松菜・春菊・サラダ菜・ほうれん草・貝割れ大根・にら・青梗菜・オクラ・セロリ・納豆・緑豆もやし・ごぼう・れんこん・筍・大根・えりんぎ・舞茸・えのき・しめじ・椎茸・きくらげ・なめこ・わかめ・のり・もずく・めかぶ・こんにゃく・白滝・寒天

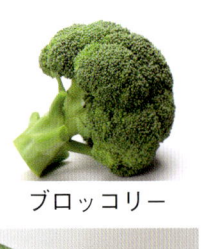
ブロッコリー

レタス

オクラ

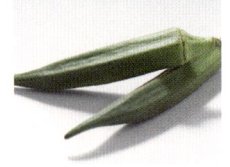
椎茸

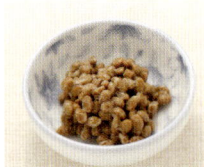
のり

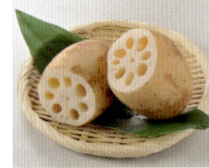
れんこん

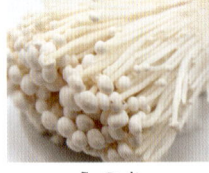
えのき

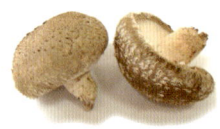
納豆

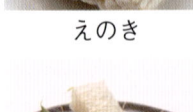

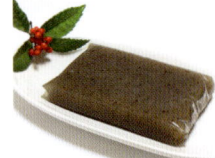
こんにゃく

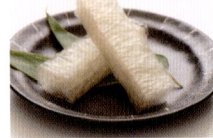
寒天

使用してもOKな脂質

エクストラバージンオリーブオイル・アボカドオイル・セサミオイル【ゴマ油】・フラックスオイル【エゴマ油】・ココナッツバージンオイル・アーモンド、ナッツ類

使用してもOKな調味量＆人口甘味料

塩コショウ・醤油【原材料名に小麦・塩・大豆】のみの醤油・ポン酢・レモン汁・パルスイート

飲んでもOKなアルコール類

芋焼酎・麦焼酎・黒糖焼酎・米焼酎【泡盛】・赤ワイン・ブランデー・ウィスキーなど蒸留酒

PART 2

しっかり食べても大丈夫!
リビト流
かんたん料理
レシピ集

Lvito food contlol

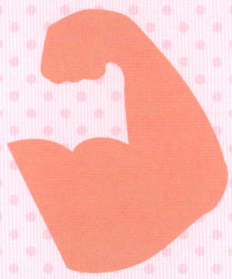

料理の基本！だしの作り方とアレンジ自在 高タンパク食材

だしや料理の基本的な食材は、こうして下準備しておくこともできます。添加物たっぷりの既製品を使うよりも体にいいですよ！ここではその代表的なものを紹介します！

料理レシピの前に

かつおだし 保存OK!

かつお節　25g
昆布だし　600cc

1. 鍋に昆布だしを入れ、弱火で温める。
2. 煮立つ前にかつお節を入れ全体を菜箸などで沈めて火を止める。
3. そのまま5〜6分置き、キッチンペーパーを敷いたザルで濾す。

※2、3日で使い切るなら冷蔵庫で保存。それ以上なら1回分ずつ冷凍用保存袋（ジップロックなど）に入れ冷凍庫で保存。

かつお節を入れて長い時間グツグツすると酸味や渋みが出るので気を付けましょう。

昆布だし

昆布　10cm角
水（できればミネラル水）　1ℓ

1. 昆布と水を容器に入れ、冷蔵庫で一晩置いてから使用。昆布を水に入れる前に、昆布表面をふきんで拭いてください。

だしポン酢

かつおだし　大さじ4
ゆず果汁（レモン果汁）　大さじ3
しょうゆ、大さじ2

1. 全ての材料を混ぜ合わせる。

作り方はいろいろあります。柚子果汁をレモンやカボスにし

PART2　しっかり食べても大丈夫！ リビト流　かんたん料理レシピ集

てもOK。冷蔵庫保管で半年以上持ちます。

コトコト煮たゆで汁には、鶏肉から出たコラーゲンがいっぱいです。コラーゲンスープは捨てずに一緒に保存を！

ゆで鶏

鶏むね肉　2枚（400〜500g）
しょうが（スライス）2、3枚
長ねぎ（ぶつぎり）半本
酒　100cc
水　400cc

❶ 全ての材料を鍋に入れる。
❷ 約20分程、コトコトと弱火で煮る。
❸ 肉は汁ごと冷ます。すぐに使わないなら1回分（鶏肉は約100g）ずつ小分けにして冷凍できる。

塩豚

豚もも肉（かたまり）500g
塩（肉の分量に対して約8％程）40g（大さじ2と1/2）
水　1.5ℓ

❶ ポリ袋などに豚を入れ、分量の塩をよくもみ込む。冷蔵庫で最低一晩は漬け込む。
❷ 塩を水で洗い流し、たっぷりの水で豚肉を30〜40分程ゆでる。
❸ 途中竹串をさしてピンク色の汁が出なくなったらできあがり。
❹ ゆで汁ごと冷ます。
※ジップロックなど密閉ポリ袋にゆで汁ごと小分けし、冷凍できる。
※ゆで汁はスープとして利用。
※塩豚を使う際には、すでに塩味がついているので、調味する塩分量に注意する。

塩豚を味付けせず素焼きで美味しく食べるのであれば、冷蔵庫で3、4日〜1週間ほど漬け込むとちょうどよい味になります。

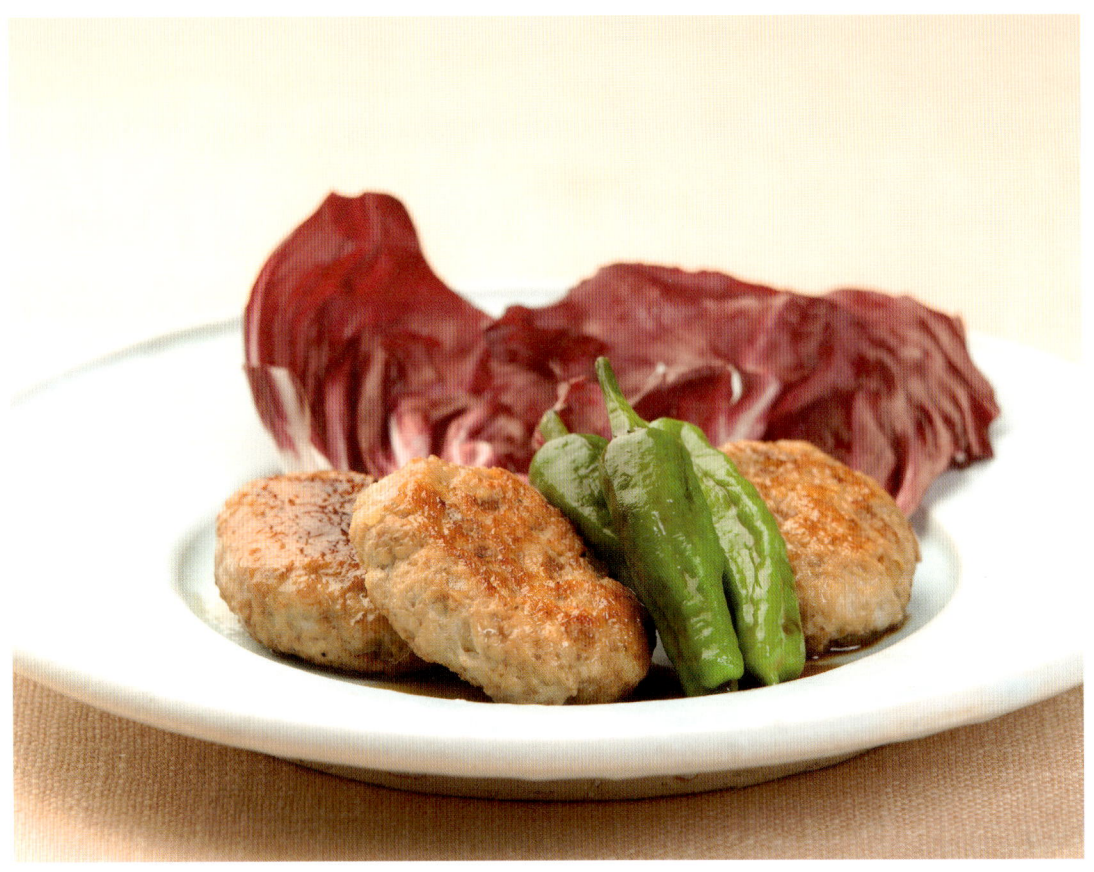

鶏山椒バーグ

☞ **材料**

玉ねぎ（みじん切り）
　　　　……大さじ1
鶏ひき肉……100g
粉山椒……小さじ1/4
塩……少々
ごま油……小さじ1/2

✤ **タレ**

しょうゆ……大さじ1/2
酒……大さじ1/2
合成甘味料……小さじ1

✤ **付け合わせ**

ししとう……3本
トレビス……2枚

☞ **作り方**

❶鶏ひき肉、玉ねぎ、粉山椒、塩をボウルで粘りを出すようにこねる。
❷肉だねを3等分にし、小判型にまとめる。
❸フライパンに油をひき❷を両面焼き、弱火にして中まで火を通す。
同時に付け合わせのししとうも一緒に焼く。
❹仕上げにしょうゆ、酒、合成甘味料を入れたら少し煮詰め、全体に味を絡ませる。

One Point!

　鶏ひき肉の分量を減らし、豆腐を混ぜるとやわらかくふんわり食感なハンバーグになります！

ささみのヨーグルトマリネ焼き

☞ 材料

ささみ……2本

❖ マリネ液

ヨーグルト……大さじ1
カレー粉……小さじ1
レモン汁……小さじ1
にんにく（おろし）……少々
塩……小さじ1/3
オリーブオイル
　　　　　……小さじ1

❖ 付け合わせ

赤玉ねぎ（輪切りスライス）
　　　　　……1/8個分
クレソン……5本

☞ 作り方

❶ ささみは筋をとりのぞく。観音開きにし、さらに横半分に切っておく。
❷ ビニール袋にマリネ液の材料を入れ、❶を漬け込む。（味を染み込ませるため最低30分は冷蔵庫で漬け込む）
❸ マリネ液を軽く取り除き、油をひいたフライパンで中まで火を通し、こんがりと焼く。
❹ 皿に赤玉ねぎのスライスとクレソンを敷き、その上に❸を盛り付ける。

One Point!

ヨーグルトの酸味で焼く前は酸っぱく感じるかもしれませんが、焼くと酸味もとれて程よくさっぱりです。

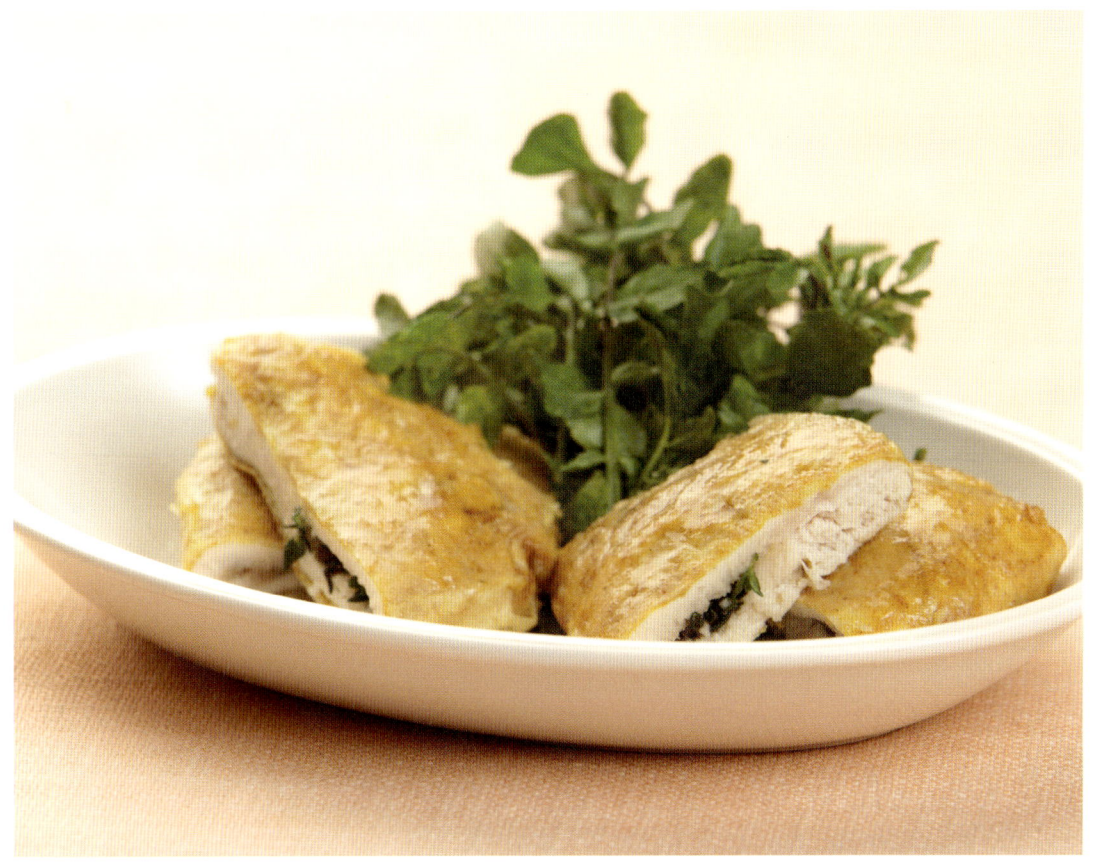

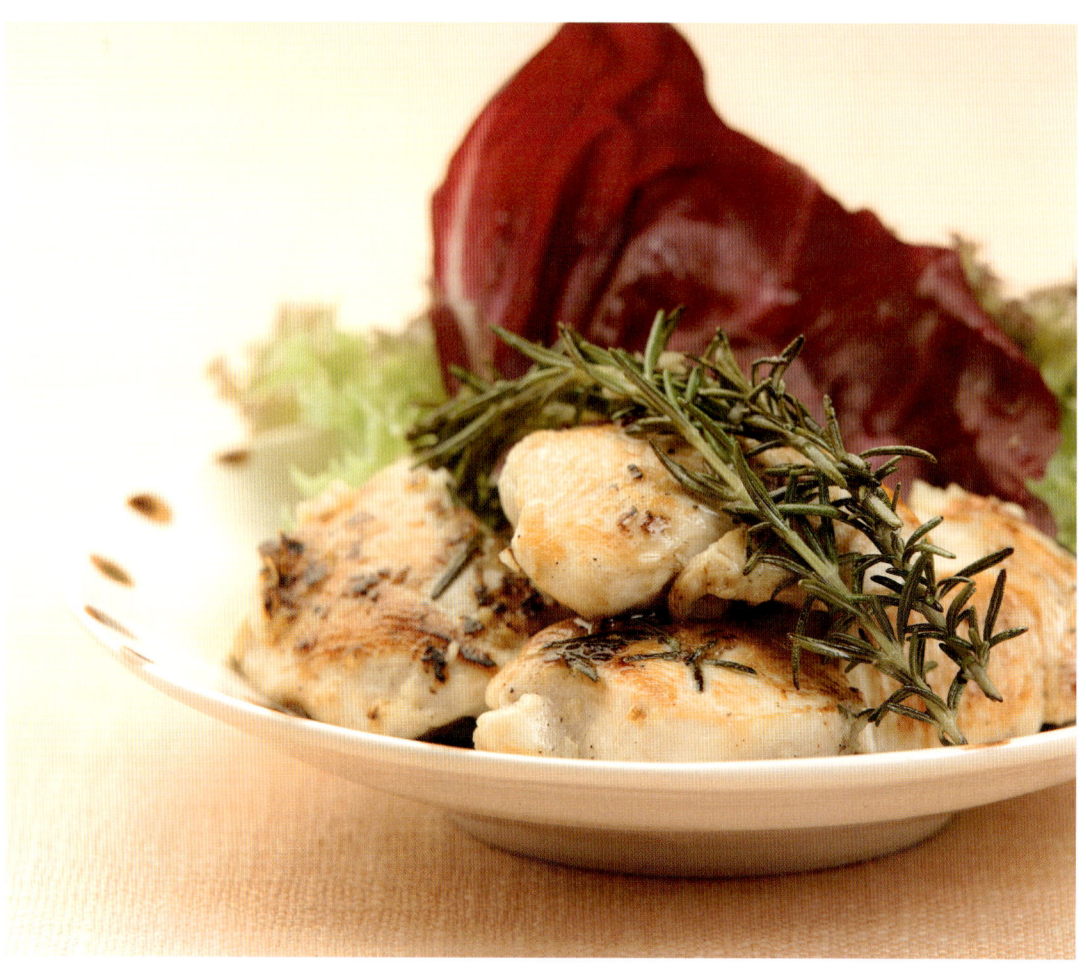

鶏むね肉のローズマリー焼き

☞ 材料

鶏むね肉（一口大に切る）
　　　　　　　　……100g
にんにく（みじん切り）
　　　　　　　　……1かけ
ローズマリー（葉の部分）
　　　　　　　　……1本
塩……1/3
こしょう……少々
オリーブオイル……小さじ1
トレビス……1枚
リーフレタス……1枚

☞ 作り方

❶鶏肉に、にんにく、ローズマリー、塩、こしょう、オリーブオイルをもみ込み、時間があれば1時間ほど漬け込む。

❷熱したフライパンに❶を入れ、こんがり焼き色がついたら火を弱火にして中まで火を通す。

One Point!

　焼き方としては、はじめ強火でカリッと焼き、弱火で中まで火を通しましょう。

　火が通っているか心配なときは、焼き上がったあとにレンジでチン。

担々もやし

☞ 材料

もやし……100g
豚もも肉（こまぎれ）
　　　　　……50g

✥ (A)
しょうが（みじん）
　　　　　……小さじ 1/3
酒……大さじ 1/2
しょうゆ……大さじ 1
白すりゴマ
　　　　　……大さじ 1 と 1/2
塩……少々
ラー油（好みで）……少量
万能ねぎ（小口切り）
　　　　　……飾り用　1本

☞ 作り方

❶ 肉に（A）を絡めておく。もやしはざっと洗い水を切っておく。
❷ 耐熱容器にもやしを入れその上に❶の肉を広げながらのせる。
❸ ❷にふわっとラップをして、レンジで2分30秒～3分加熱する。
❹ 取り出したら全体を混ぜ合わせる。
❺ 皿に盛り付け、万能ねぎ、お好みで少量のラー油をふりかける。

One Point!

　もやしは水が出やすい食材です。たくさん出ていたら味が薄くなるので捨てましょう。
　もやしは、低カロリーでありながら、様々な栄養素を含んだヘルシー食材です。

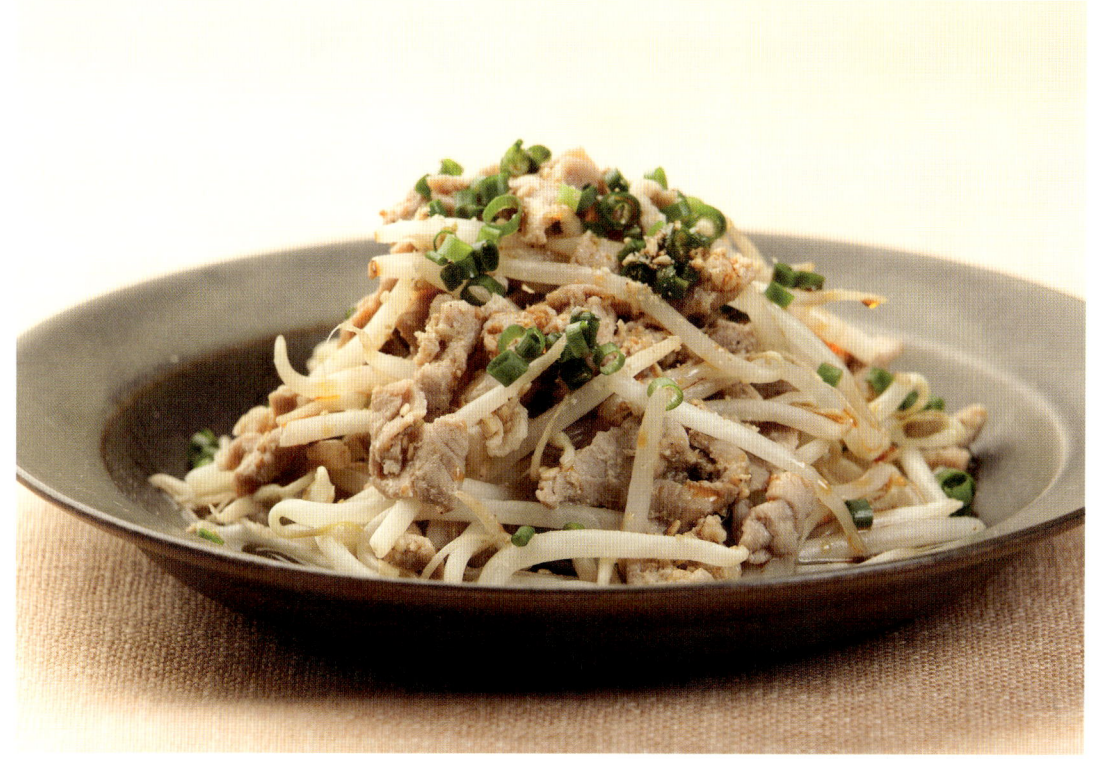

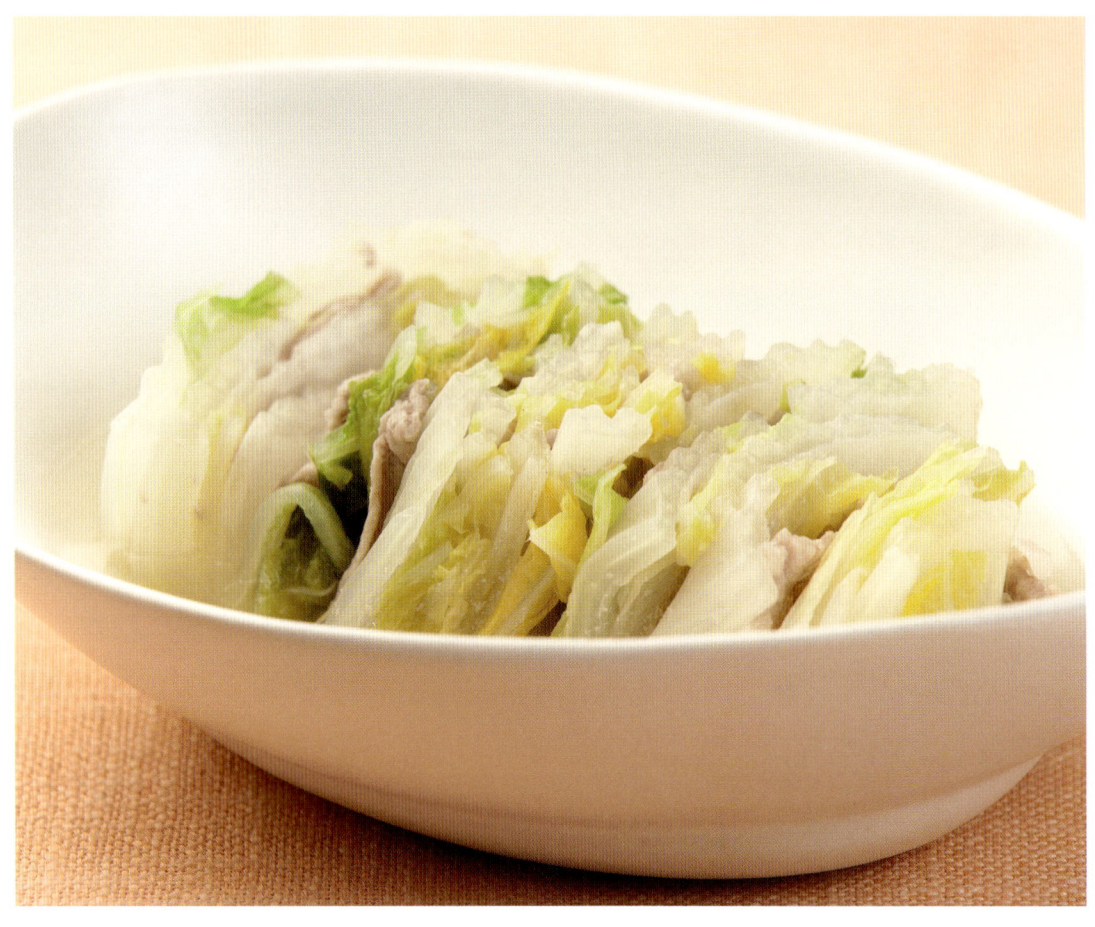

白菜のミルフィーユ

☞ **材料**

白菜……1/6株（株元は切らず、そのまま）
豚もも肉（薄切り）……100g
塩……小さじ1/4
酒……大さじ2
水……100cc

☞ **作り方**

❶白菜の葉の間にバランスよく肉を一枚ずつ挟んでいく。
❷❶を横に4〜5等分に切り分け、鍋にひとかたまりごと断面が見えるように鍋に敷き詰める。
❸塩、酒、水を入れて蓋をして白菜がやわらかくなるまで煮込む。

One Point!

　大根おろし、柚子こしょう、ポン酢などお好みなものにつけて食べてください。
　さっぱり、ヘルシーでどれだけでも食べられてしまうので注意！

蒸し牡蠣のピリ辛おろしのせ

☞ 材料

牡蠣（生食用）……5粒
酒……大さじ1/2
大根（おろす）……50g
一味唐辛子……適量
万能ねぎ（小口切り）……一本
だしポン酢（18ページ）
　　　　　　　　……小さじ2

☞ 作り方

❶牡蠣は流水で汚れをきれいに洗い流す。
❷耐熱容器に牡蠣を並べて酒をふりかけ、ふんわりとラップをかけて牡蠣がぷっくりとするまでレンジで1分～1分30秒加熱する。
❸❷の牡蠣を皿に盛り付け、軽く水気を切った大根おろしと好みの量の一味唐辛子を混ぜたものをのせる。薬味に万能ねぎをのせてだしポン酢をかける。

One Point!

牡蠣は良質タンパク源で消化吸収のよいエネルギー源です。グリコーゲンも豊富。

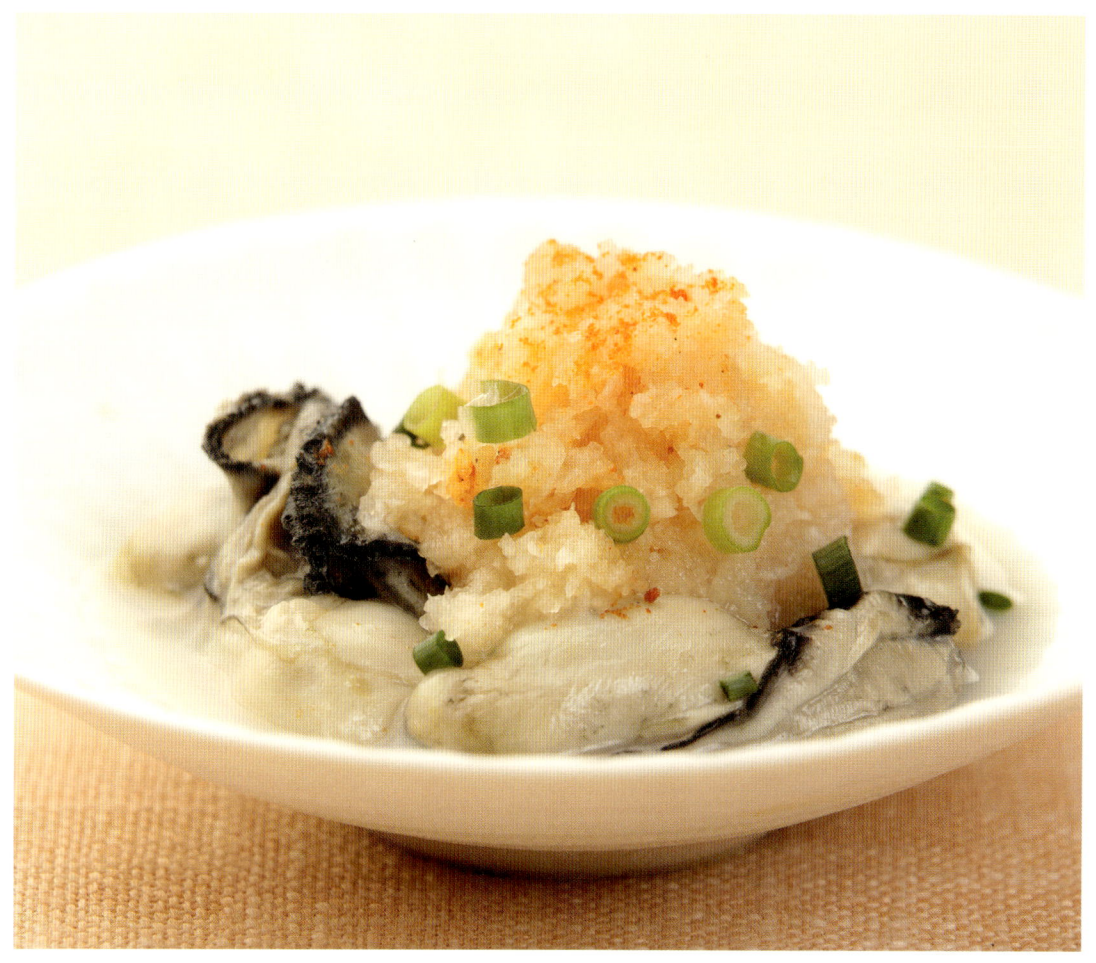

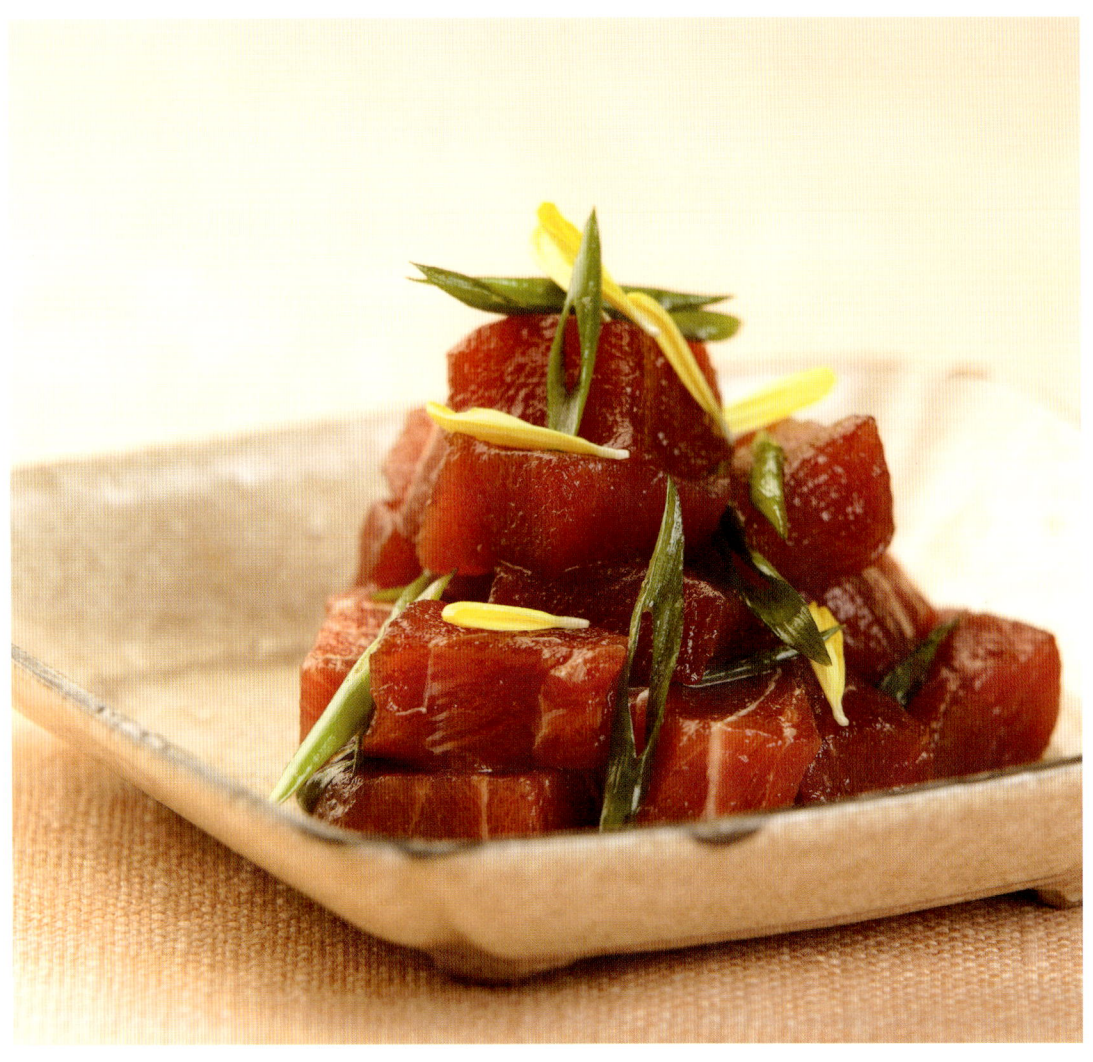

洋風マグロのぶつ和え

☞ 材料

マグロのぶつ切り……100g
万能ねぎ（斜めスライス）
　　　　　　　　……1本
しょうゆ……大さじ2
練り辛子……適量
オリーブオイル……少量
もって菊（飾り用）……適宜

☞ 作り方

❶しょうゆ、練り辛子、オリーブオイルを混ぜ合わせる。
❷マグロのぶつ切りと❶を和えて、万能ねぎともって菊を飾る。

One Point!

　混ぜ合わせ和えるだけの簡単メニュー。
　オリーブオイルは、サラダ油より健康によい油になります。

マグロの和風ステーキ

☞ **材料**

マグロのさく……100g
こしょう……少々
ケイパー……少々（5〜6粒）
大根おろし（汁ごと）……50g
大葉（みじん切り）……2枚
にんにく（みじん切り）
　　　　　　　……少々
しょうゆ……小さじ2
オリーブオイル……小さじ1
レモン（くし切り）……1/8

☞ **作り方**

① フライパンでオリーブオイルを熱し、マグロをレアに焼く。皿にのせ、上からこしょうをたっぷりとふっておく。
② そのままフライパンににんにくを入れ香りが出たら大葉とケイパー、しょうゆを加えて最後に大根おろしを汁ごと加えて軽く混ぜる。
③ ①の上に②をのせる。好みでレモンを絞っていただく。

One Point!

今回は、和風ステーキですが、キノコステーキにしたり、水菜をのせてさっぱりサラダ風にしたりいろいろとアレンジができる1品です。

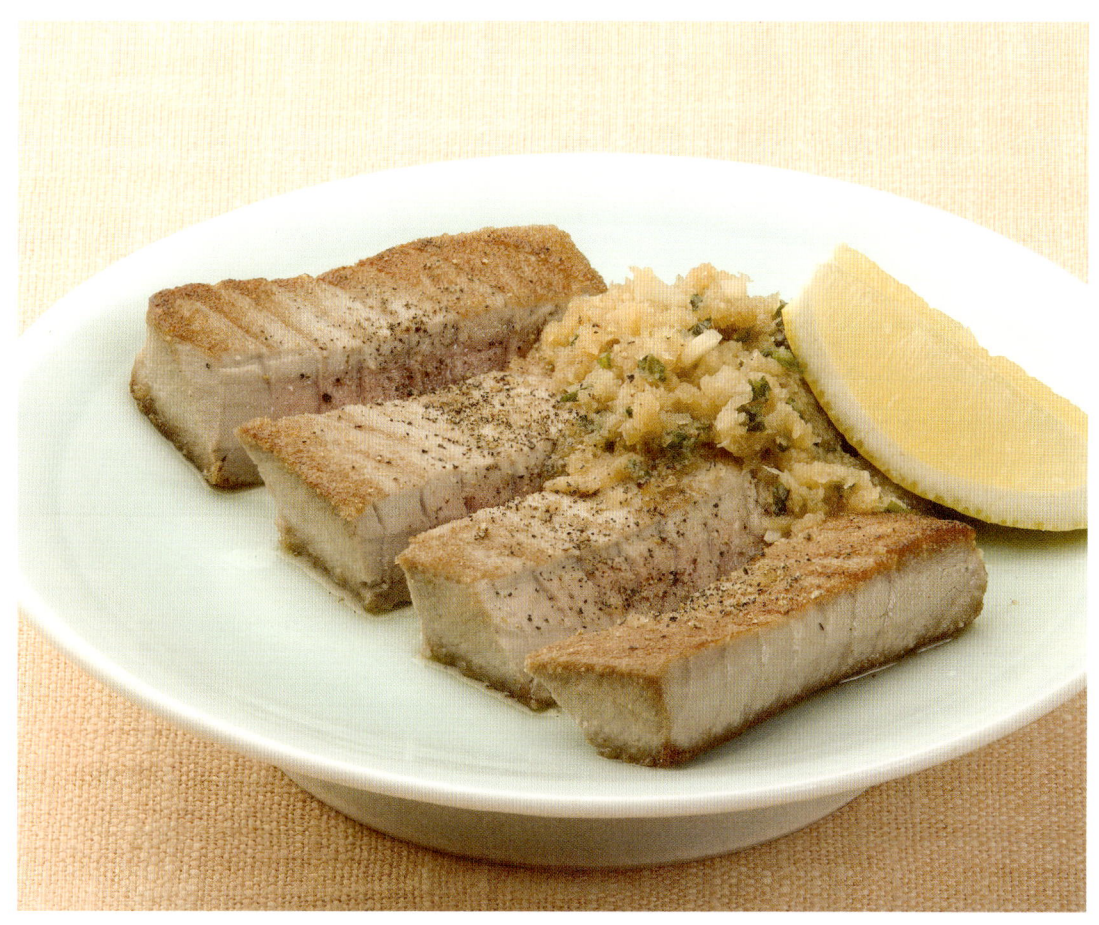

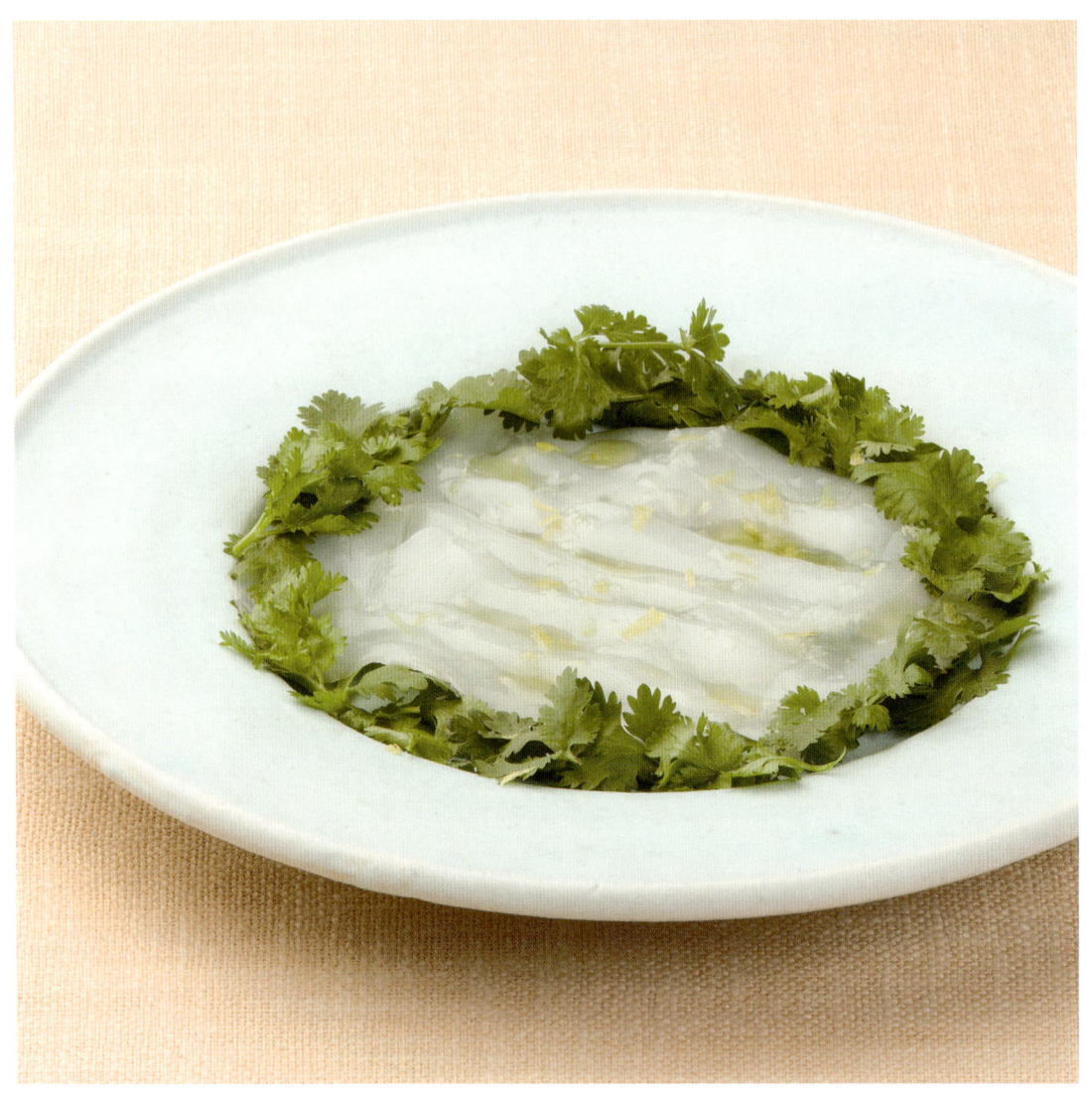

洋風いかの刺身

☞ 材料
いか（薄切り、刺身用）
　　　　　　　……50g
粗塩……少々
オリーブオイル……少々
レモン（皮＋汁 皮を使うので国産物がよい）
　　　　　　　……1/8個
香菜（飾り用）……適宜

☞ 作り方
❶いかを皿に盛る。
❷❶の上からオリーブオイル、粗塩、レモン汁、（おろし器などですりおろした）レモンの皮をふりかける。香菜を添える。

One Point!
オリーブオイルを使うことで和食を洋食に変えることができます。いつものものに変化がほしい時に使えます。

帆立のコチュジャン和え

☞ **材料**

帆立貝柱（刺身用）（4等分に切る）……3個
塩蔵わかめ……10g
みつば（ざく切り）……5本

（A）
コチュジャン……小さじ1
酢……小さじ1/3
しょうゆ……小さじ1/2
ごま油
　　……少々（香り付け程度）
白ごま（飾り用）……少々

☞ **作り方**

❶帆立貝柱は縦に4等分にする。塩蔵わかめはざっと塩を洗い流してから流水で1～2分ほど塩抜きをする。水気をよく絞って、食べやすい大きさに切る。
❷ボウルに（A）の材料を入れて混ぜておく。
❸❷に❶とみつばを加えて全体をよく混ぜ合わせる。
❹器に盛り付け、上から白ごまをふる。

One Point!

体の維持・調節に欠かせないアミノ酸やミネラルの宝庫の帆立。さっと作れる簡単レシピ。

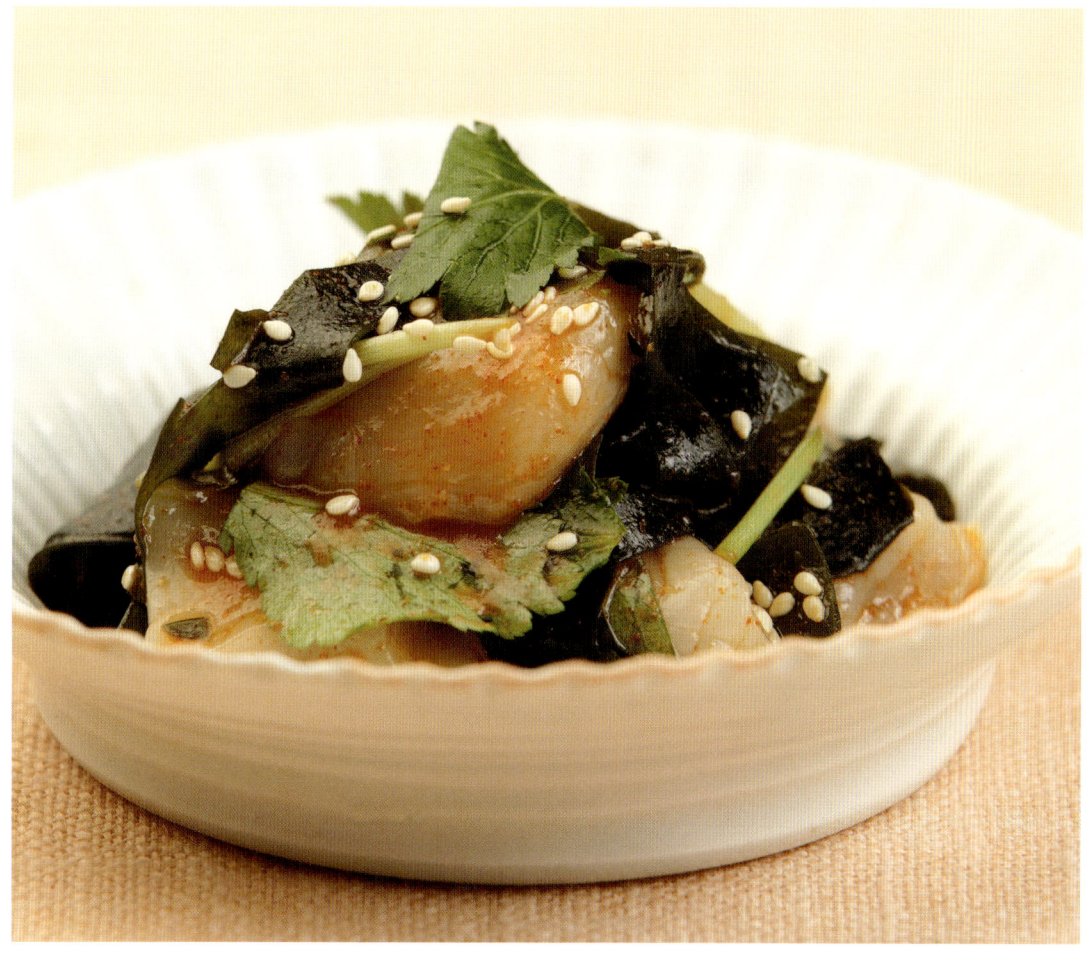

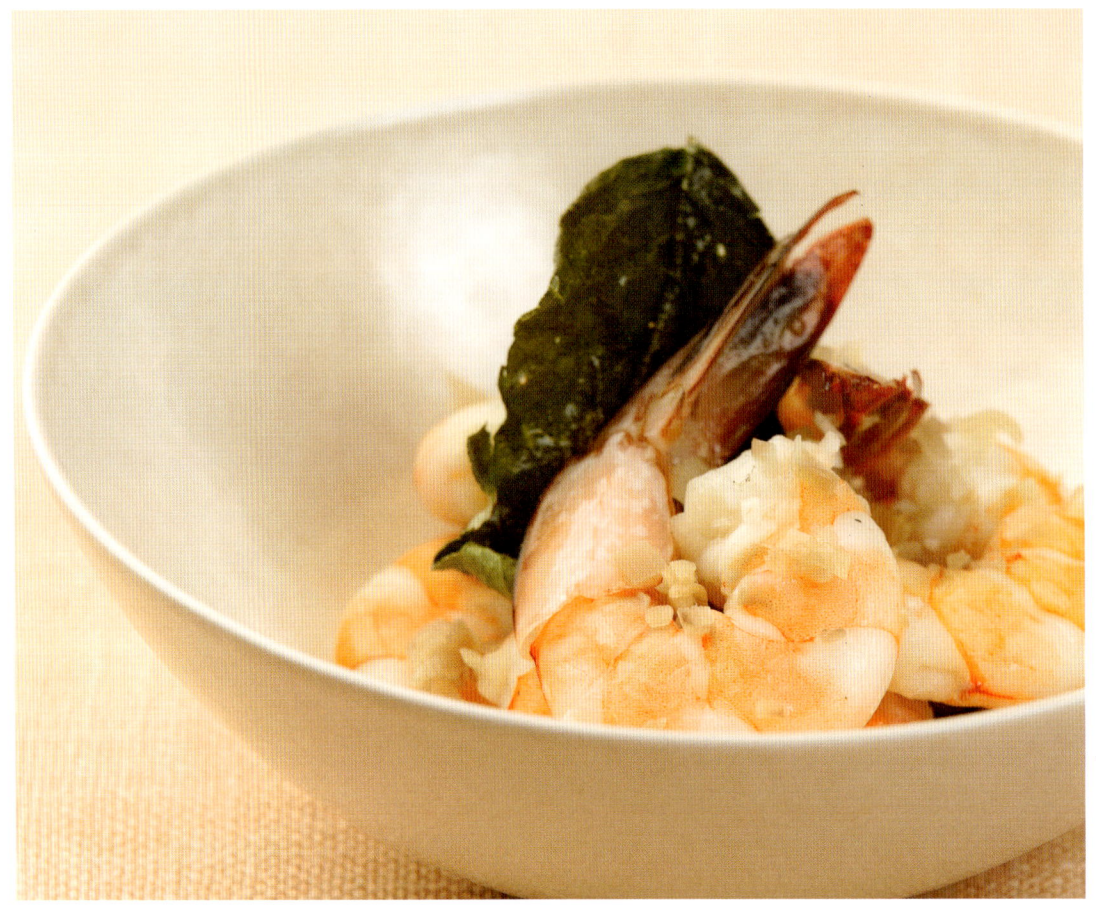

海老のレモングラス蒸し

☞ **材料**

海老……6匹
レモングラス（極細かいみじん切り）
根元の白い部分……1/3本分
しょうが（みじん切り）……小さじ1
にんにく（みじん切り）……小さじ1
こぶみかんの葉（乾燥）←あれば
　　　　　　　　　　　……1枚
ナンプラー……小さじ1/2
塩……ひとつまみ
酒……大さじ1/2

☞ **作り方**

❶海老は殻をむき、楊枝などで背わたを取り除いておく。
❷耐熱皿に海老を置き、レモングラス、しょうが、にんにく、こぶみかんの葉をのせ、ナンプラー、塩、酒をふる。
❸ラップをふんわりかけてレンジで3分～3分30秒加熱する。

One Point!
　レモングラスと海老を一緒に蒸すだけなのですが、香りがほんのりと移って、海老特有の臭みを感じずにいただけます！

香菜サラダ

☞ 材料
香菜（ざく切り）……1/2 束
赤玉ねぎ（薄く縦にスライス）
　　　　　　　　……1/8 個
だしポン酢（18 ページ）
　　　　　　　　……大さじ 1
塩……少々
こしょう……少々
ごま油（香り付けに）……数滴

☞ 作り方
❶ ボウルに香菜と赤玉ねぎを入れ、だしポン酢、ごま油、塩、こしょうで和える。

One Point!
香菜とは、コリアンダーの葉、シャンサイ、パクチー等のくせのあるものになるので好き嫌いがはっきりする 1 品です。

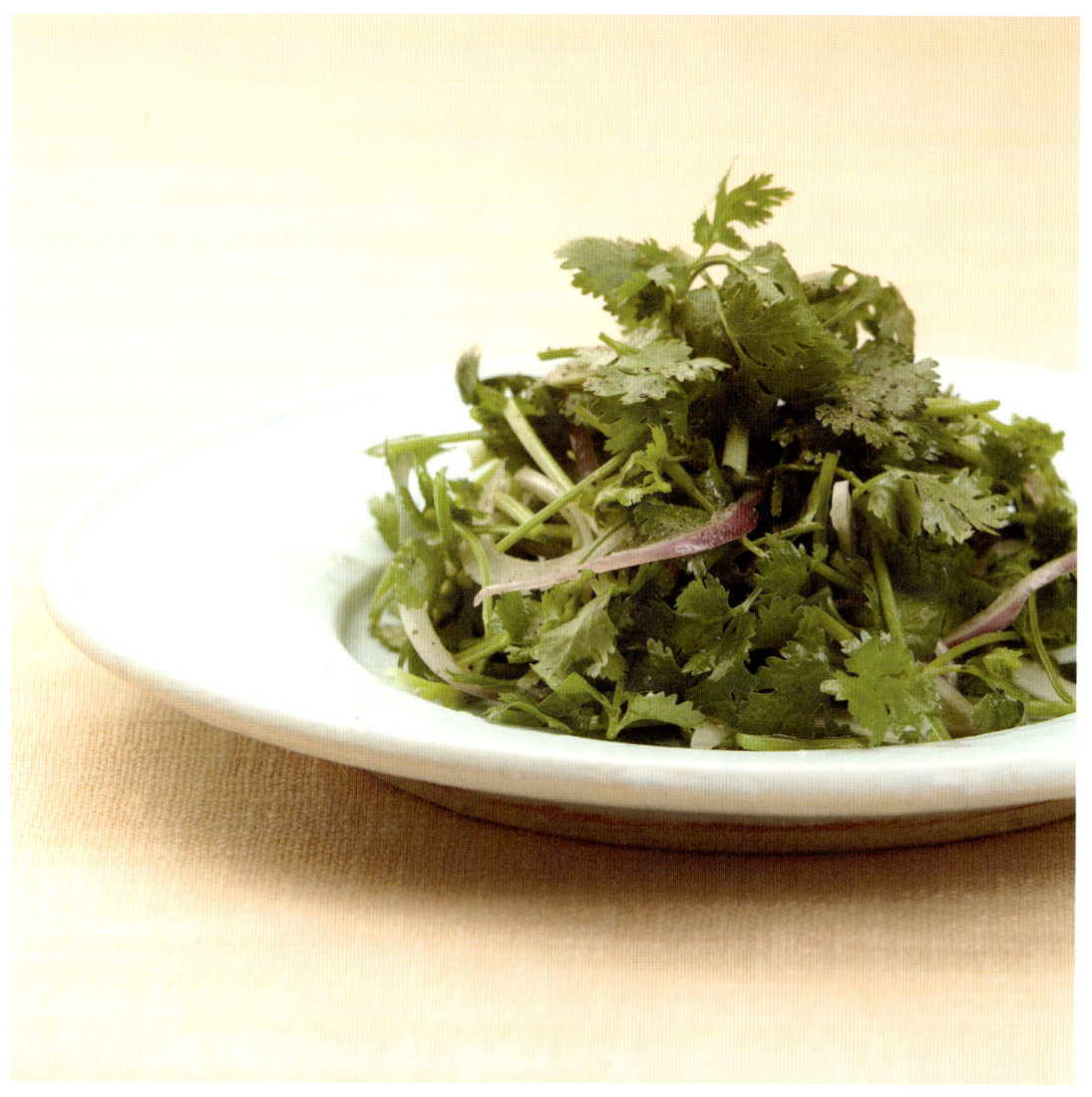

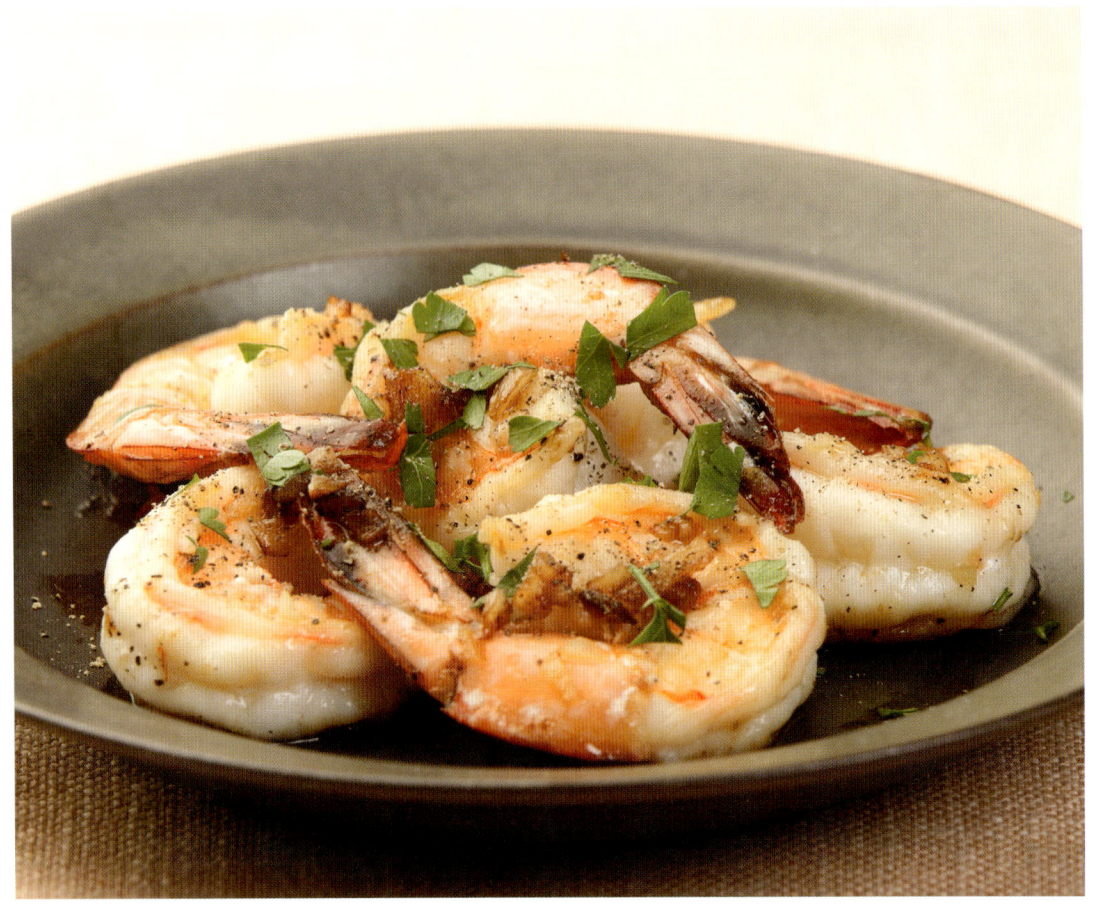

海老の塩にんにく炒め

☞ 材料

海老（殻付き）……6匹
にんにく（粗めのみじん切り）……1かけ
オリーブオイル……小さじ1
酒……大さじ1/2
塩……小さじ1/3
イタリアンパセリ（粗みじん）……少々
こしょう……1g

☞ 作り方

1. 海老は洗って殻付きのままキッチンばさみなどで背開きし、背わたを取り除く。
2. フライパンにオリーブオイルを入れて加熱し、海老を炒める。
3. 海老の色が変わったら、にんにくを加えてさらに炒める。
4. 酒をふり入れ水分を飛ばすように強火で炒めたら塩で調味する。
5. 皿に盛り付け、イタリアンパセリとこしょうをふる。

One Point!

芝海老は海老の中でも低カロリーでダイエット食材向きです。

あさりとディルのエスニック蒸し

☞ **材料**

あさり（砂出ししたもの）
　　　　　　　……150g
ディル（ざく切り）……2枝
にんにく（かるく潰しておく）
　　　　　　……小さめ1かけ
ナンプラー……小さじ1
水……100cc
塩……ひとつまみ

☞ **作り方**

❶鍋にあさり、にんにく、水を入れ、蓋をして火にかける。
❷あさりの口が開いたらアクをとり、ナンプラー、塩で味を整える。
❸ディルを加えてざっと全体を混ぜあわせる。

One Point!
　ディルとは、地中海沿岸原産のセリ科のハーブで、葉にはさわやかな芳香があり、魚とよく合うので「魚のハーブ」とも呼ばれています。

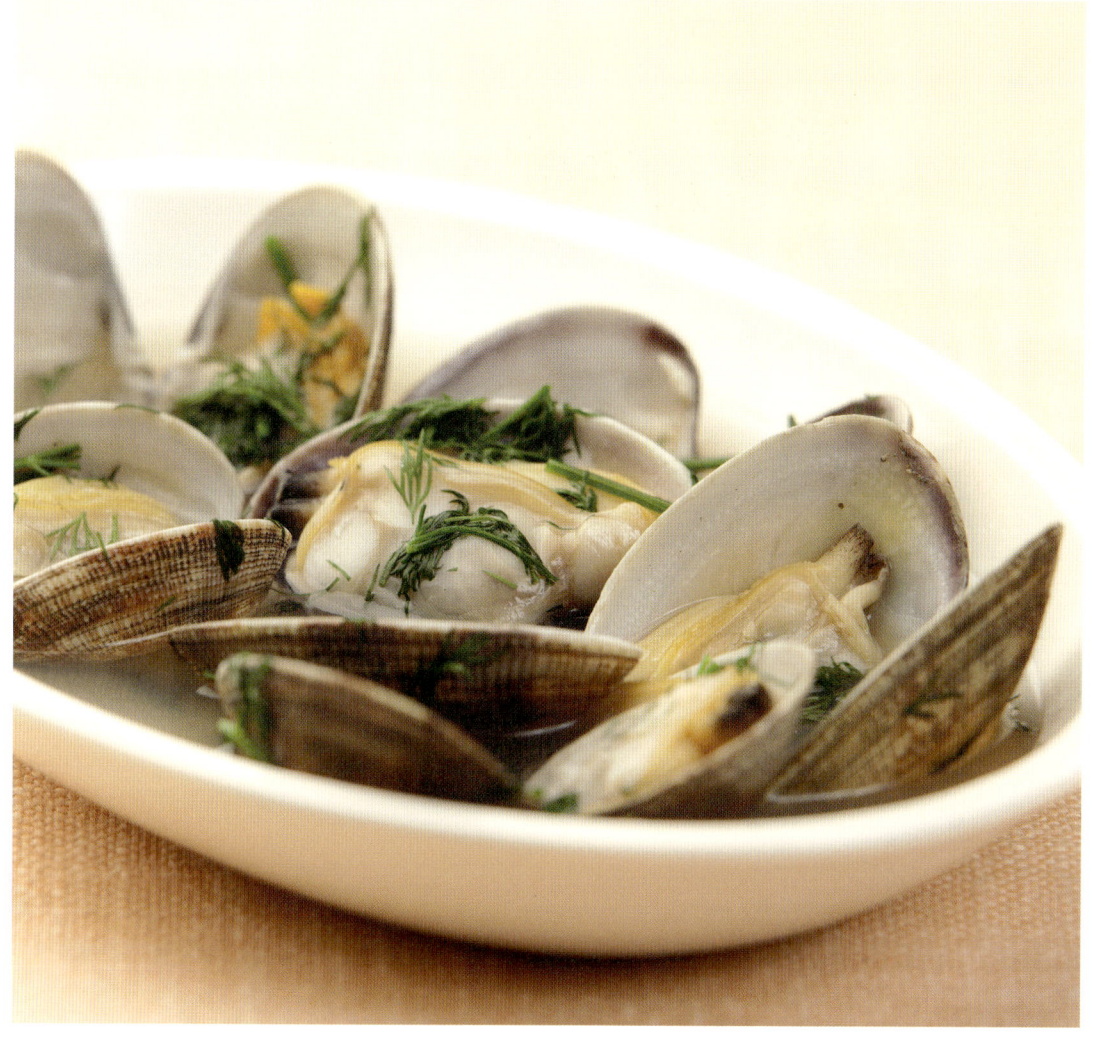

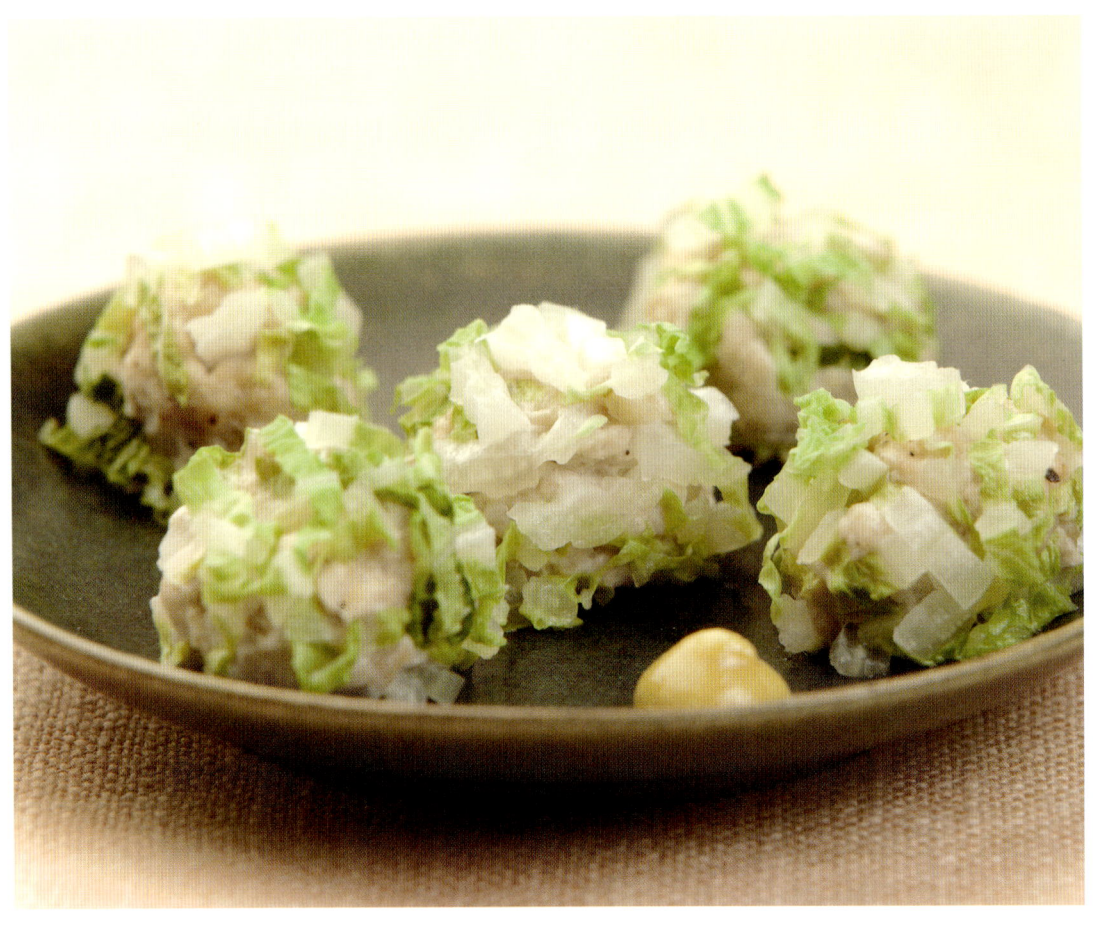

鶏と白菜の蒸し団子

☞ 材料

鶏ひき肉……80g
白菜（千切り）……1/2枚
塩……少々
こしょう……少々
溶き卵（無くても可。入れると団子がふんわりと仕上がる）……大さじ1
しょうゆ……小さじ1
酢……小さじ1/2
練り辛子……少々
※倍量作って残ったものを冷凍可。

☞ 作り方

1. 鶏ひき肉、白菜、溶き卵、塩、こしょうをよく練ってまぜる。
2. 6等分にし、丸め、ラップをふんわりとし、レンジで（3～4分）蒸す。
3. しょうゆ、酢を混ぜ合わせたものと練り辛子をつけていただく。

One Point!

白菜をたっぷり混ぜ込んで、少ないお肉でもボリュームのある鶏団子にすることでカロリー控えめ。

ガーリックビーフ

☞ 材料

牛もも肉（焼き肉用）……100g
塩……少々
こしょう……少々
オリーブオイル……小さじ1
にんにく（すりおろし）……1/2 かけ
バルサミコ酢……大さじ1
しょうゆ……小さじ1
バター……小さじ1/2
キャベツ（千切り）……3枚
万能ねぎ（小口切り）……1本

☞ 作り方

❶肉に塩、こしょうする。フライパンにオリーブオイルをひき、肉を焼く。
❷焼けたところへ、にんにく、バルサミコ酢、バターを入れて少しとろみがでるよう煮つめながら肉にソースを絡ませる。
❸皿にキャベツを盛りつけ、その上に肉とソースをまわしかける。薬味で万能ねぎをちらす。

One Point!

イタリア料理に欠かせない名脇役「バルサミコ酢」。ワインとぶどう果汁の濃縮したものを木の樽で熟成させたものです。

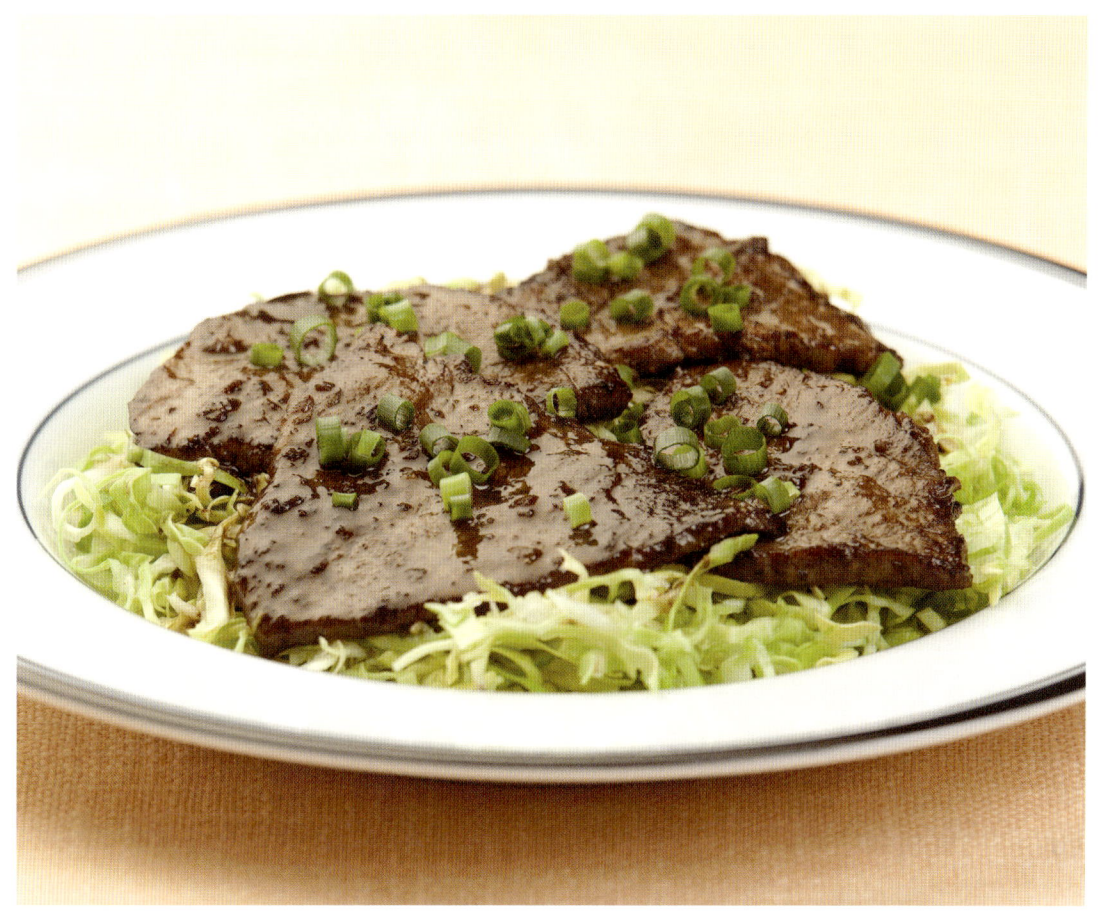

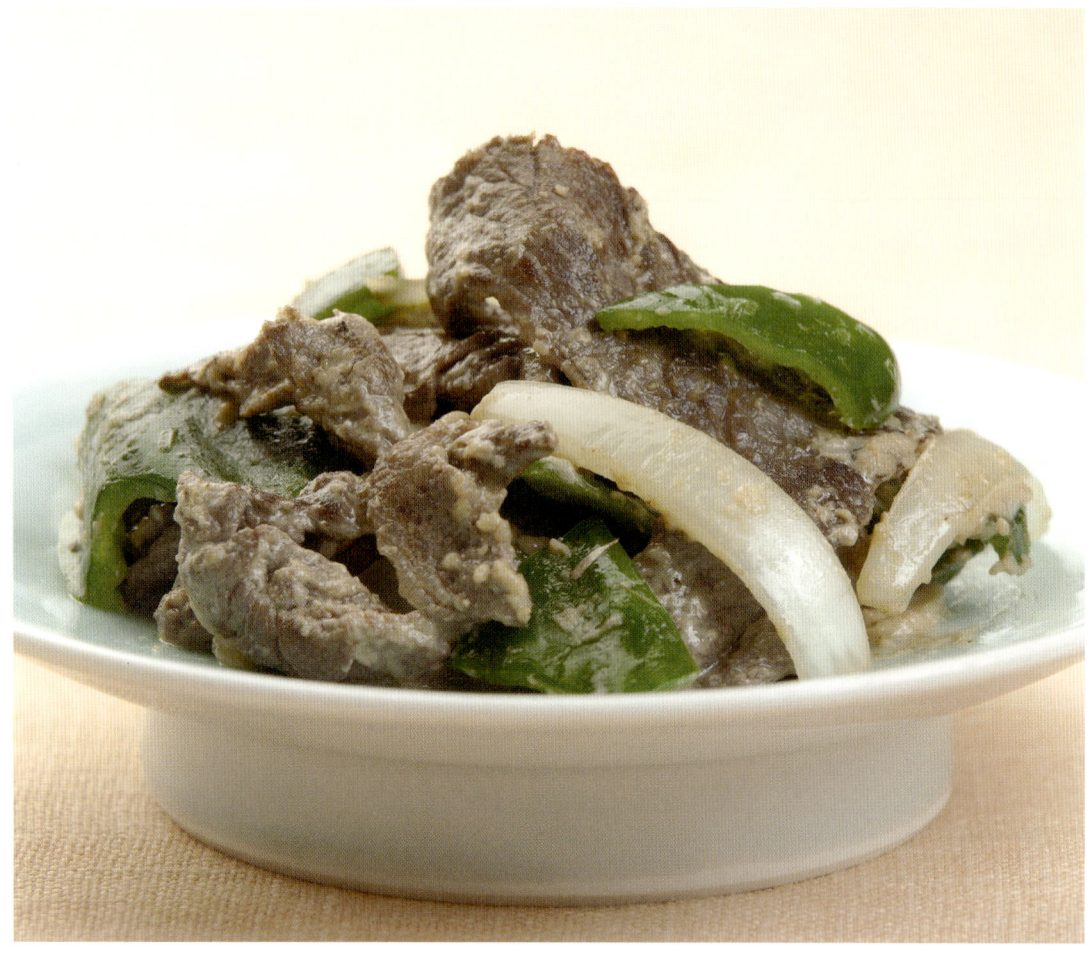

牛肉のチーズみそ炒め

☞ 材料

牛もも薄切り肉（食べやすい大きさに切る）……100g
ピーマン……1個
玉ねぎ……1/4個
しょうが（千切り）
　……5g(スライス2枚ほど)
ごま油……少量
スライスチーズ……1枚
赤みそ……小さじ1/4
白みそ……小さじ1
低脂肪牛乳……大さじ2

☞ 作り方

❶赤みそと白みそを牛乳で溶いておく。
❷フライパンに油をひき、肉に焼き色がついたら、しょうが、玉ねぎ、ピーマンを加え炒める。
❸❷にスライスチーズと❶を入れて調味し、全体にソースを絡ませる。

One Point!

チーズや牛乳などの乳製品を使うことでみその味にまろやかさとコクがつきます。

牛そぼろのサラダ菜巻き

☞ 材料

牛ひき肉……100g
玉ねぎ（みじん切り）
　　　　　　……1/8個
いんげん（小口切り）
　　　　　　……5本
にんにく（みじん切り）
　　　　　　……1かけ
しょうゆ……大さじ1
塩……少々
こしょう……少々
サラダ菜……5枚

☞ 作り方

❶ フライパンにオリーブオイルをひき、にんにく、玉ねぎ、ひき肉をよく炒め、時間差でいんげんを入れてさっと火を通す。
❷ しょうゆ、塩、こしょうで調味する。
❸ サラダ菜に❷を包んで食べる。

One Point!

　サラダ菜は、ビタミンAからEまでを多量に含み、レタスと比べてもカルシウム、鉄、ビタミン類などが多く含まれています。特に鉄分はほうれん草に次いで多く、貧血に効果があり、サラダや肉料理によく合いますよ。

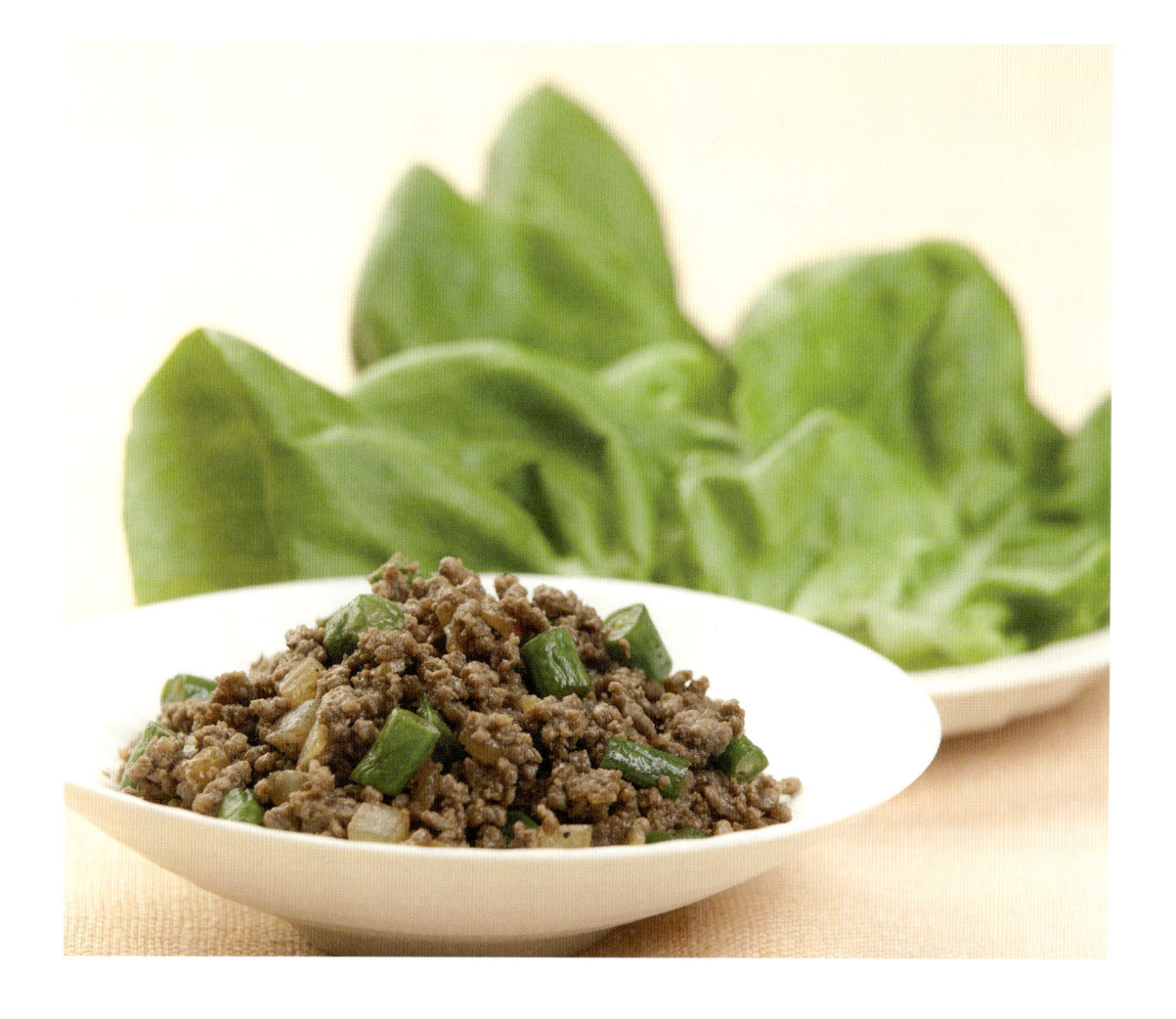

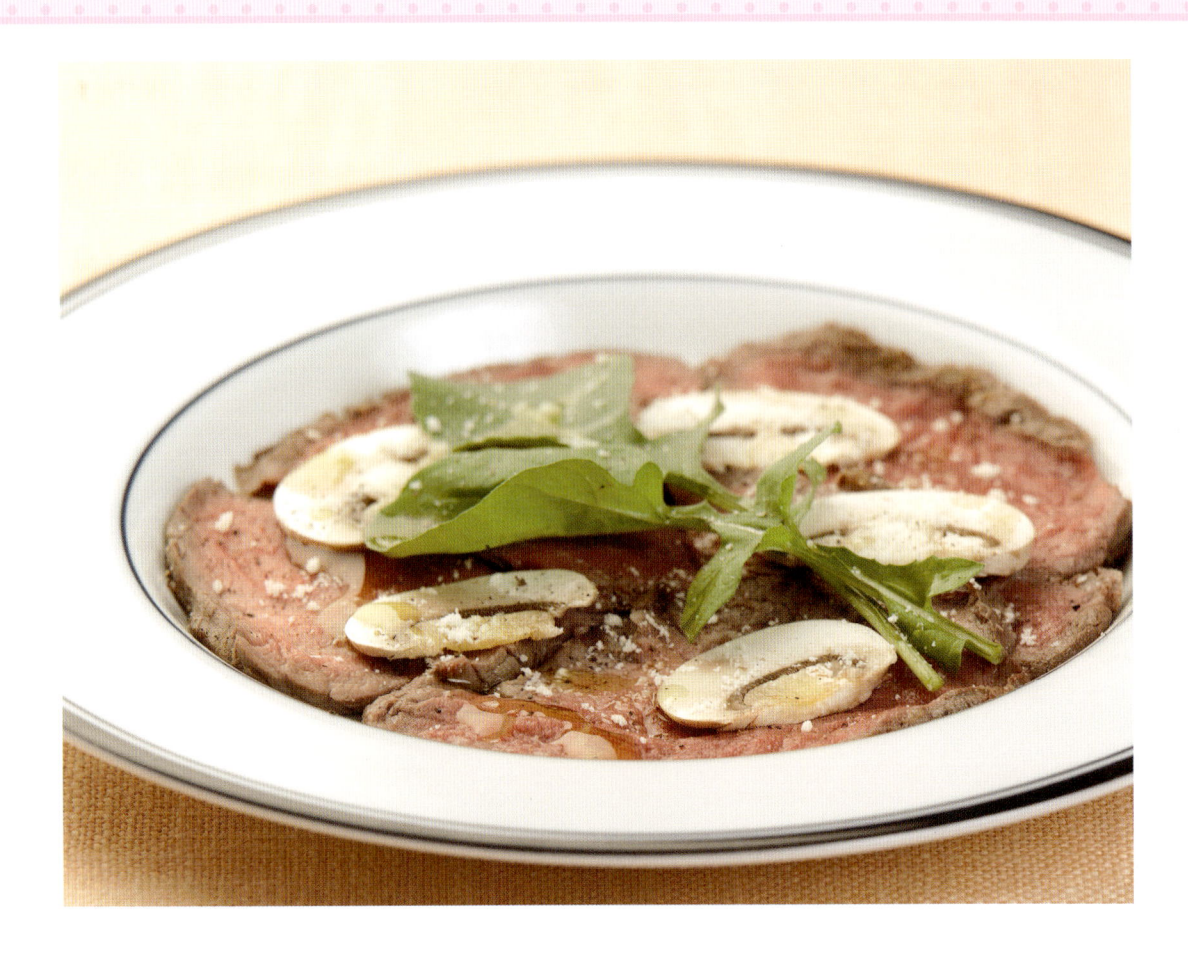

牛ヒレ肉のタリアータ風

☞ 材料

牛ヒレ肉……100g
塩……少々
こしょう……少々
にんにく（すりおろし）
　　　　　　……1/2 かけ
オリーブオイル……小さじ 1
ルッコラ……5本
ホワイトマッシュルーム（スライス）……1個
粉チーズ……小さじ 1/2
オリーブオイル……少々

☞ 作り方

❶ 肉に塩、こしょう、にんにくをよくもみ込んでおく。
❷ フライパンに油をひき、肉の表面に焼き色をつけたら取り出しておく。
❸ ❷を斜めに薄くそぎ切りにして肉が重ならないように皿に盛り付ける。
❹ ❸の上にルッコラ、マッシュルームをのせ、粉チーズ、こしょう、オリーブオイルをかける。

One Point!

イタリアでタリアータとは「切り分けた薄切りの」という意味です。イタリア料理レシピにはタリアータはかなり出てきます。薄く切ってあるローストビーフをイメージするとわかりやすいでしょう。

ささみのカレーチーズピカタ

☞ 材料

ささみ（観音開き）……2本
タイム（生でも乾燥でもよい）……小さじ1/4
粉チーズ……小さじ2
塩……少々
こしょう……少々
カレー粉……小さじ1/2
薄力粉……小さじ1/2
溶き卵……1/2個
オリーブオイル……小さじ1
クレソン……3本

☞ 作り方

❶観音開きしたささみにタイムと粉チーズを半量のせて横半分にたたむ。
❷❶に塩、こしょうして、カレー粉と薄力粉を混ぜたものをはたく。
❸フライパンに油をひき、熱したら、❷を溶き卵にくぐらせ焼く（裏面を焼く時は、再度卵液にくぐらせて焼く）。
❹皿に盛り付け、クレソンを添える。

One Point!

カレー味以外にも、バジルや大葉などでアレンジしても美味しくいただけます。
メインのおかずとして作れます。

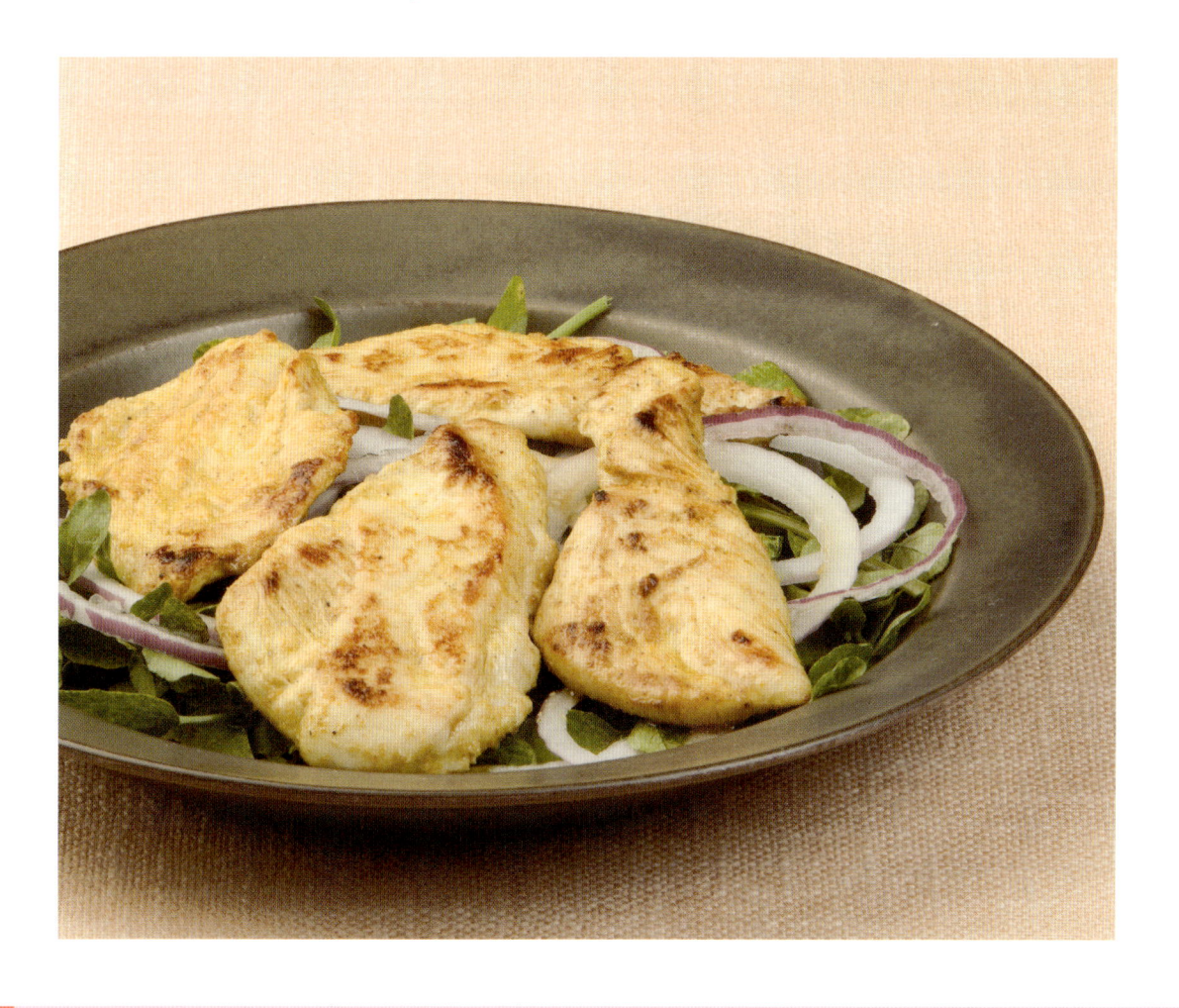

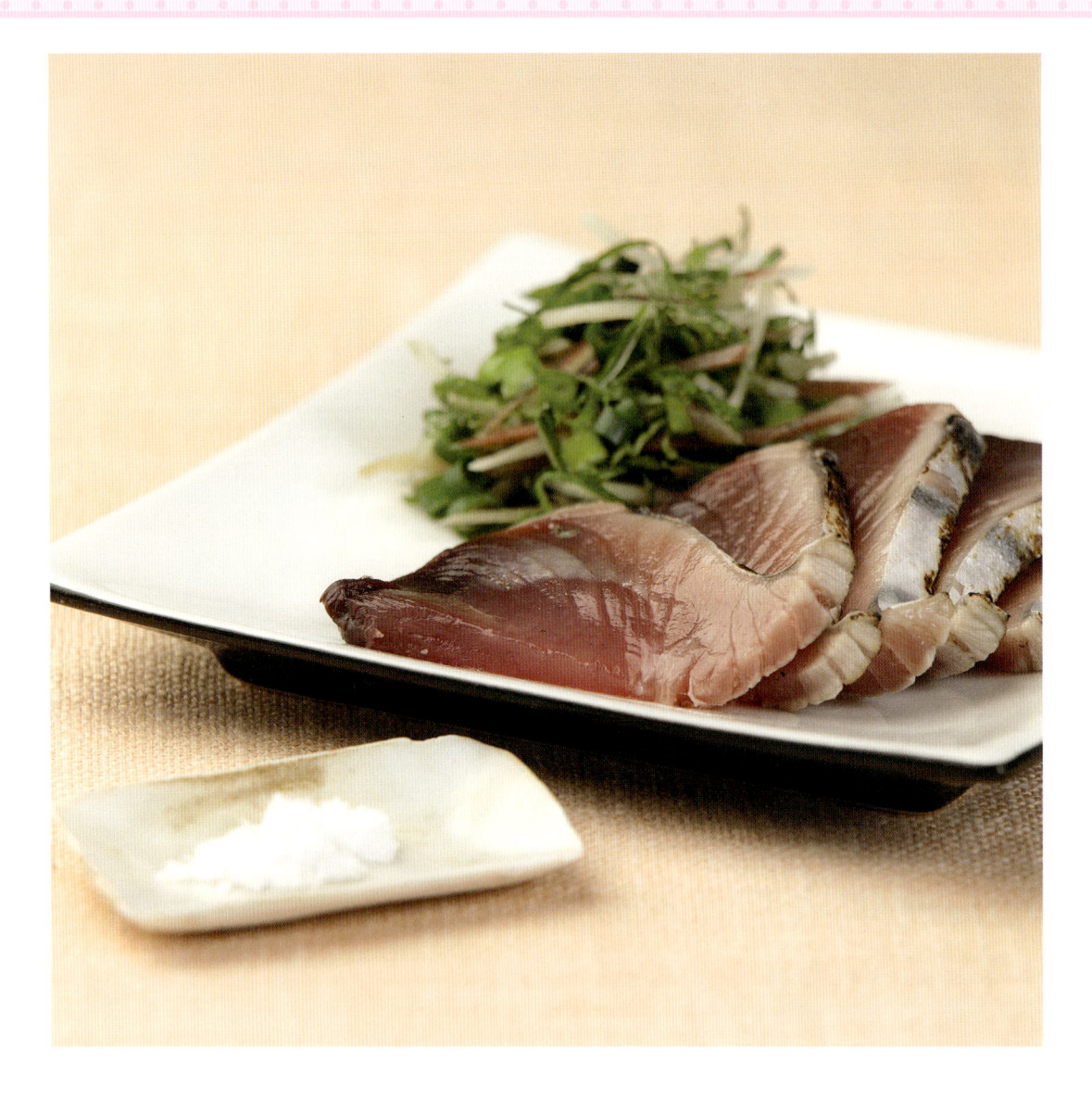

初がつおの炙り

☞ 材料

初がつお──お刺身用（皮付き）
にスライスされたもの……100g
❖香味野菜ミックス
みょうが（千切り）……1個
大葉（千切り）……3枚
万能ねぎ（小口切り）……1本
しょうが（千切り）……1/2かけ
粗塩……少々

☞ 作り方

① 初がつおをトングではさみ、熱したフライパンに皮面を押しつけ、香ばしく炙る。
② 香味野菜の材料を混ぜておく。
③ 皿に①を盛り付け、その上に②をのせる。
④ 香味野菜と一緒に粗塩をつけていただく。

One Point!

家庭でも簡単に炙り料理をしていただけます！

たらの湯豆腐

☞ 材料

たら……一切れ（約100g）
せり（春菊やクレソンで代用可）（食べやすい長さに切る）……30g
木綿豆腐……100g
昆布だし……300cc

❖たれ

かつお節……1/2袋（小パック5g入り）
しょうゆ……小さじ2
白ねぎ（みじん切り）
　　　　　……小さじ1

☞ 作り方

❶たれの材料を混ぜておく。
❷小鍋に昆布だし、たら、豆腐を入れて火にかける。
❸沸騰させないように弱火で沸かし、たらに火が通ったらせりをいれる。
❹鍋から具を器に盛り、❶のたれをかけていただく。

One Point!

昆布だしを多めに注げば簡単なスープにもなります！

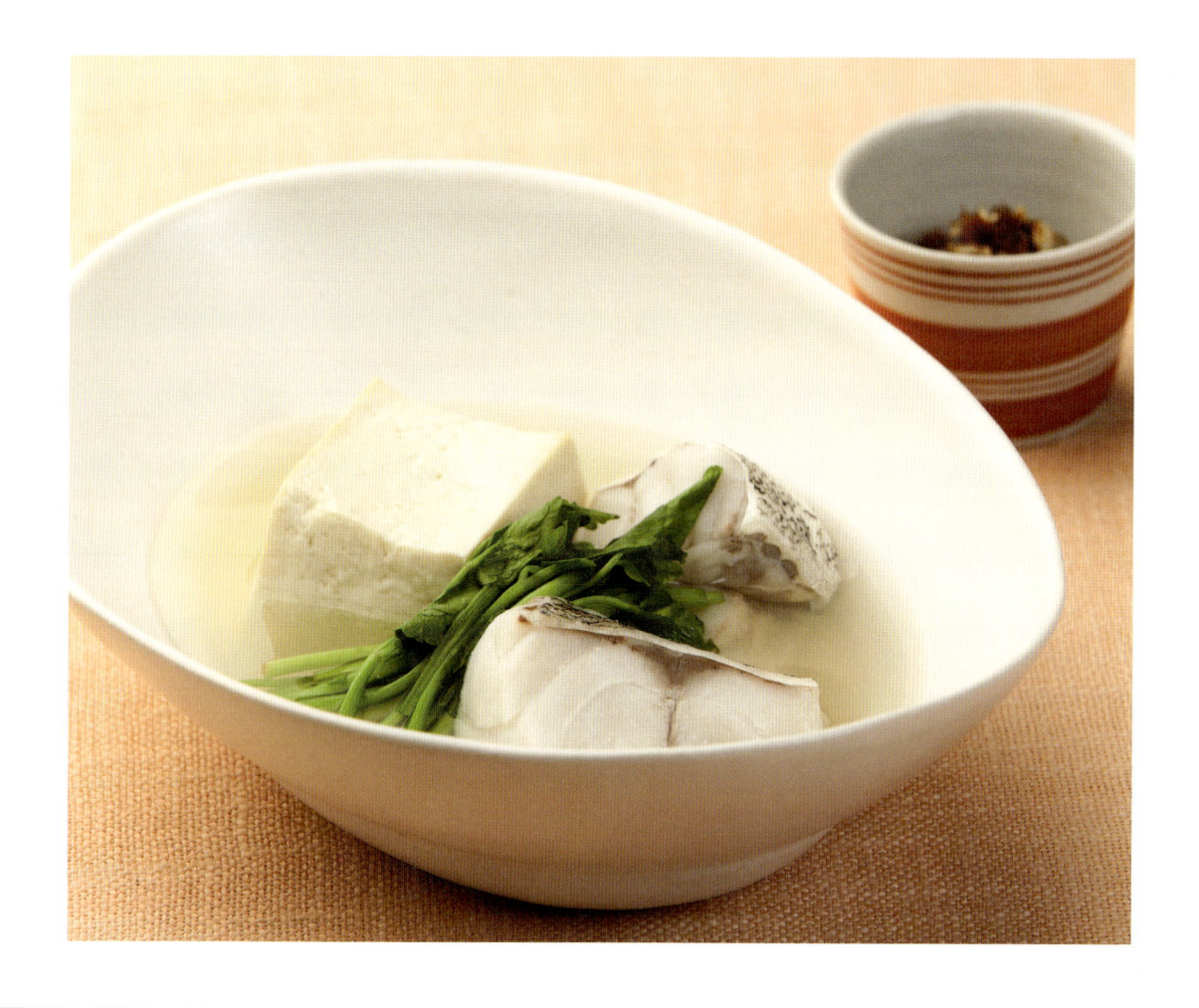

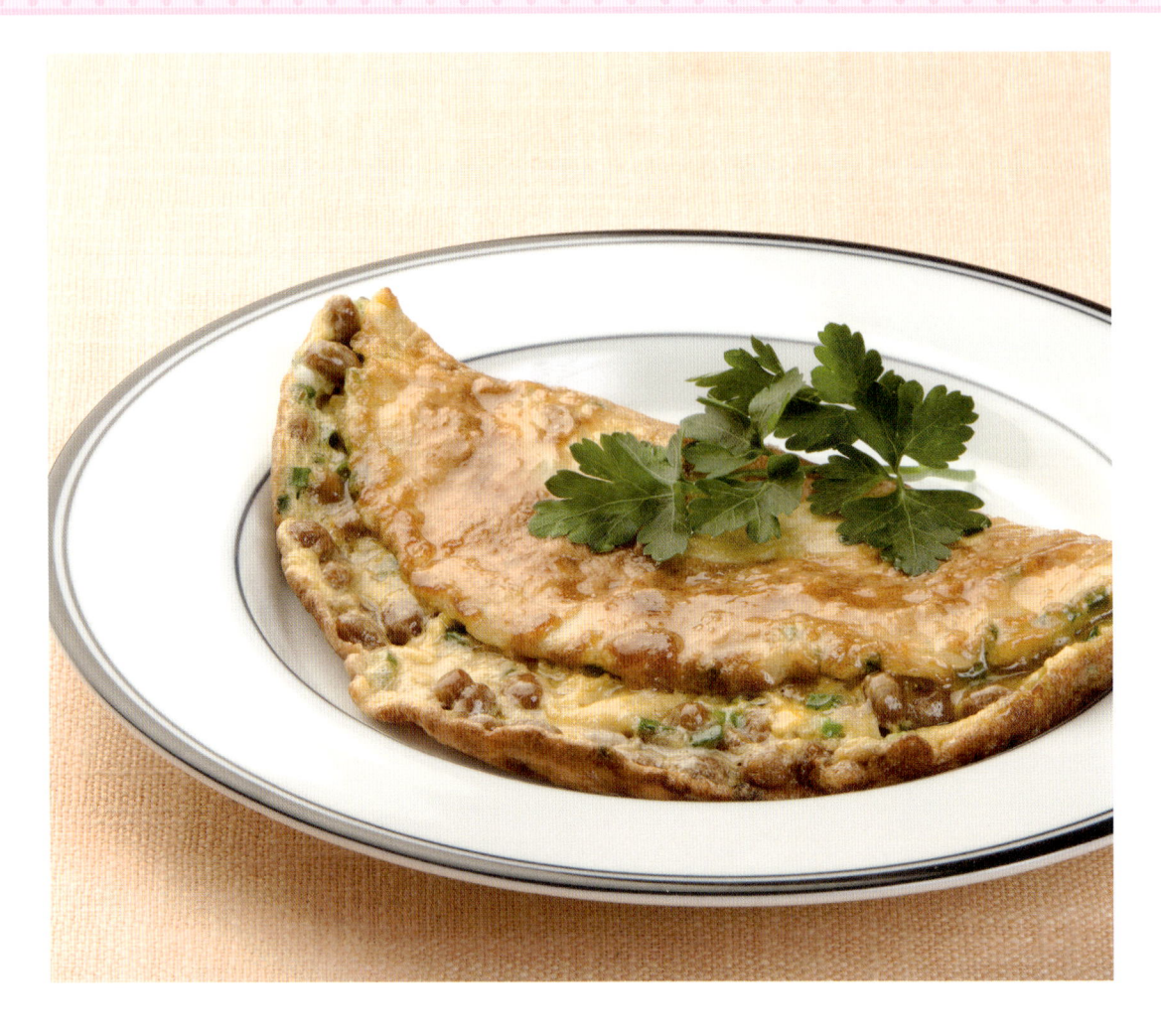

納豆オムレツ

☞ 材料

納豆……1パック（50g）
卵……2個
万能ねぎ（小口切り）……2本
しょうゆ……少々
バター……小さじ1/2
オリーブオイル……少々
イタリアンパセリ（飾り用）

☞ 作り方

❶ ボウルに卵を入れ、よくほぐしておく。
❷ ❶に納豆、万能ねぎ、しょうゆを入れて混ぜる。
❸ 小さめのフライパンにバターとオリーブオイルを入れ熱したら、❷を入れて菜箸などでぐるぐると円を描いて8分目まで火を通したら半分にたたむ。
❹ お皿に盛りつけてイタリアンパセリを飾る。

One Point!

納豆オムレツにカッテージチーズを入れるとチーズ納豆オムレツ、納豆オムレツにねぎ塩をトッピングしてもGOOD！

はんぺんピザ

☞ **材料**

はんぺん……1枚
みそ……少々
スライスチーズ……1枚
赤玉ねぎみじん切り
　　　　　……小さじ1/2
ピーマンみじん切り
　　　　　……小さじ1/2
プチトマト（みじん切り）
　　　　　……1個
オリーブオイル……少々

☞ **作り方**

❶プチトマトは中の種を取り除きみじん切りにする。赤玉ねぎ、ピーマンと混ぜ合わせておく。
❷はんぺんの上に薄く全体にみそを塗り、スライスチーズをのせ、その上に❶を全体に彩りよくちらす。
❸フライパンを火にかけ温まったらオリーブオイルを薄く塗り❷を入れ、蓋をして加熱し、チーズが溶けたらできあがり。

One Point!

上にのせるものは、冷蔵庫の残り物でもできます。
いろいろとアレンジしてはんぺんピザを楽しんでください！

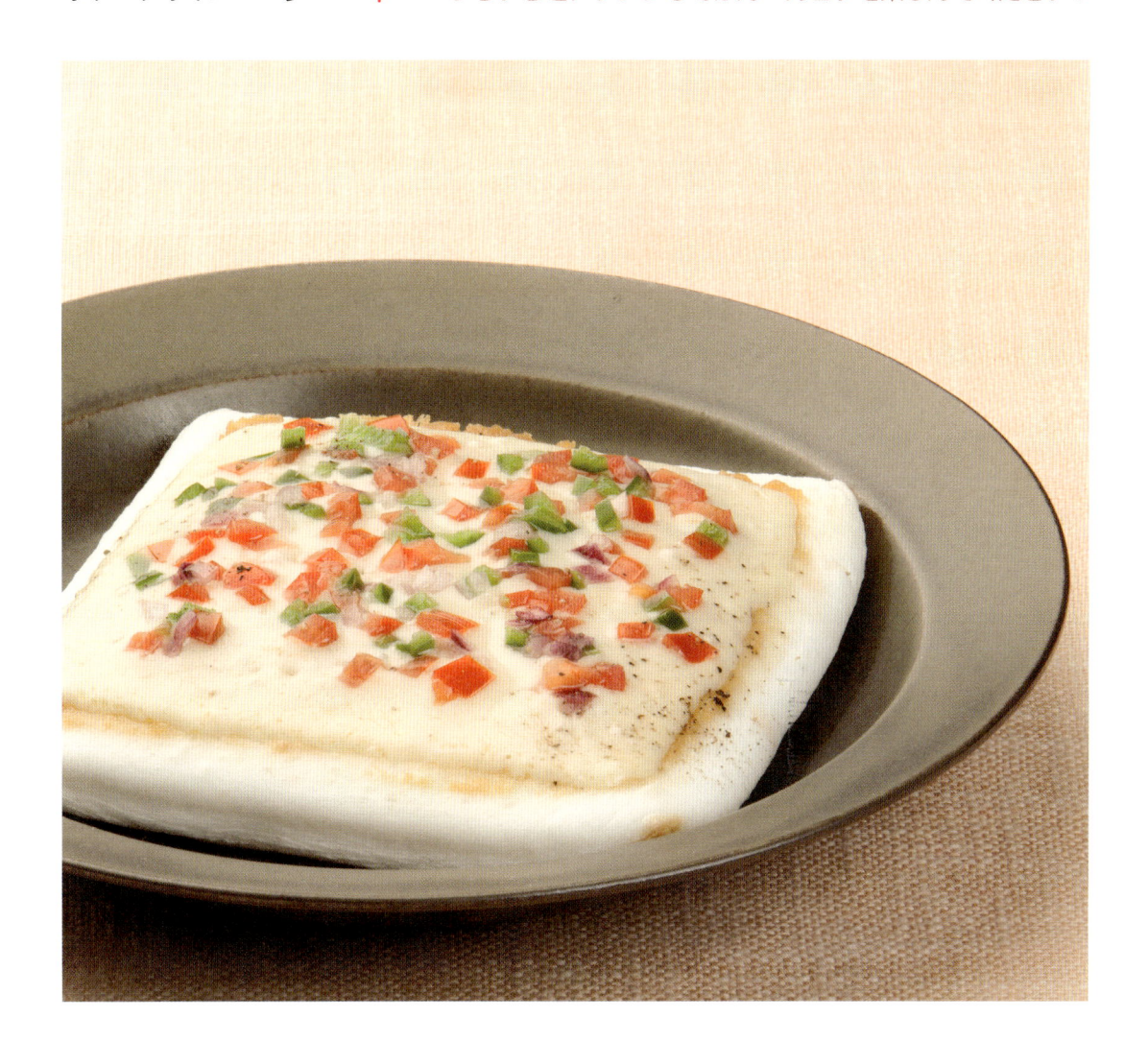

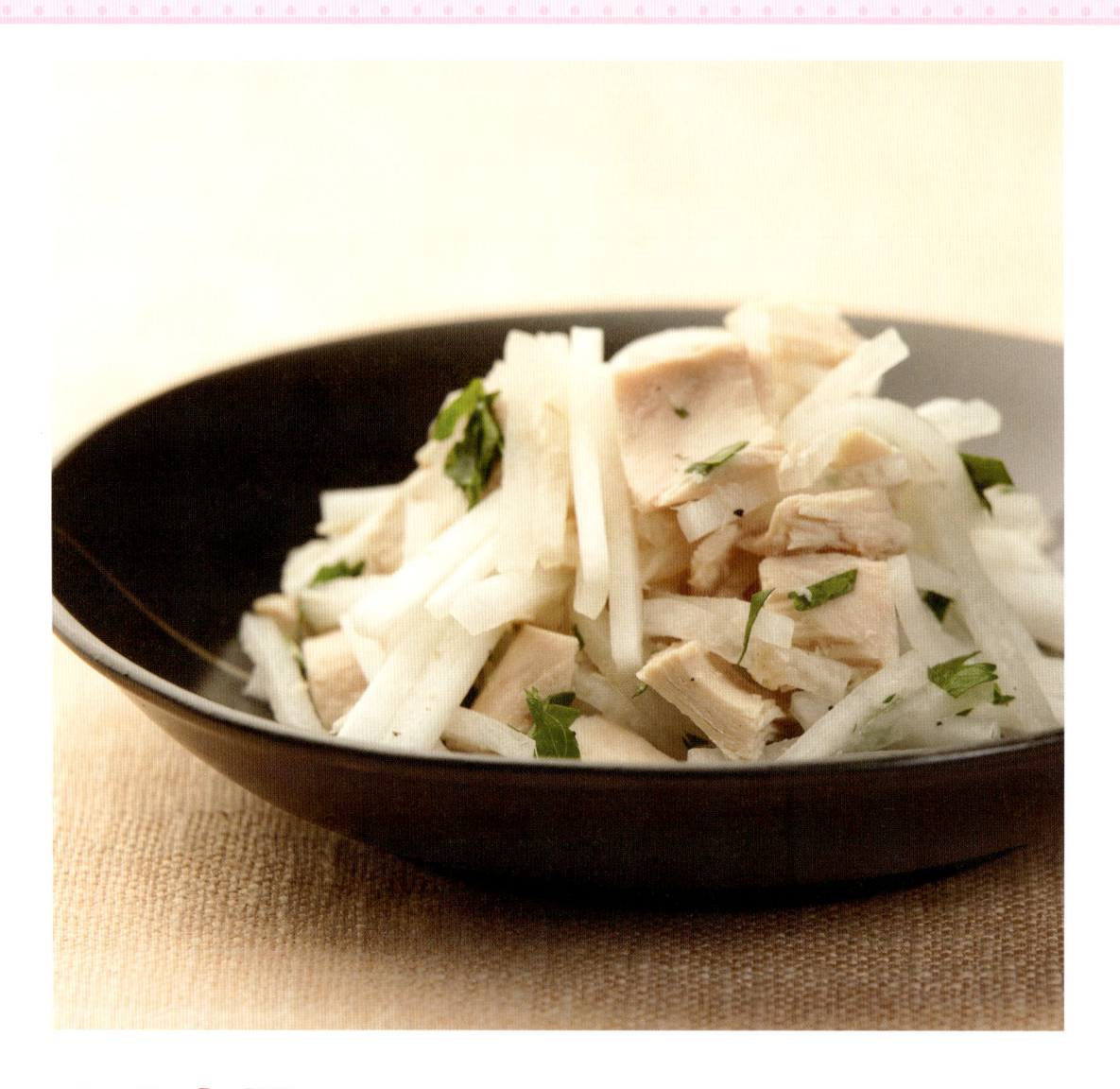

ツナ大根

☞ 材料

大根（マッチ棒状に切る）
　　　……100g
塩……少々
ツナフレーク（ノンオイル）
　　　……40g
レモン汁……小さじ1
しょうゆ……小さじ2/3
こしょう……少々
イタリアンパセリ……少々

☞ 作り方

❶大根は塩もみをして20分ほど置き、出てきた水分をぎゅっと絞っておく。
❷ボウルで❶とツナフレークとイタリアンパセリを混ぜ、レモン汁、しょうゆ、こしょうで調味する。

One Point!

　ツナフレークは、ノンオイルのものを選ぶことを基本にしてください。カロリーを抑えられます！

たことアボカドのおかか和え

☞ 材料
ゆでだこ（ぶつ切り）
　　　　　……100g
アボカド（一口大に切る）
　　　　　……1/2個
レモン汁（アボカド色止め用）……少々
練りわさび……少々
しょうゆ……小さじ1
かつお節……2g

☞ 作り方
❶練りわさびとしょうゆをよく混ぜ合わせておく。アボカドは色が悪くならないようレモン汁と和えておく。
❷ボウルにゆでだこ、アボカドを入れ、❶のわさびしょうゆで和え、最後にかつお節を加え、さっくりと和える。

One Point!
アボカドはバナナより栄養価が高い優れた食材です！おすすめ食材の1つです。

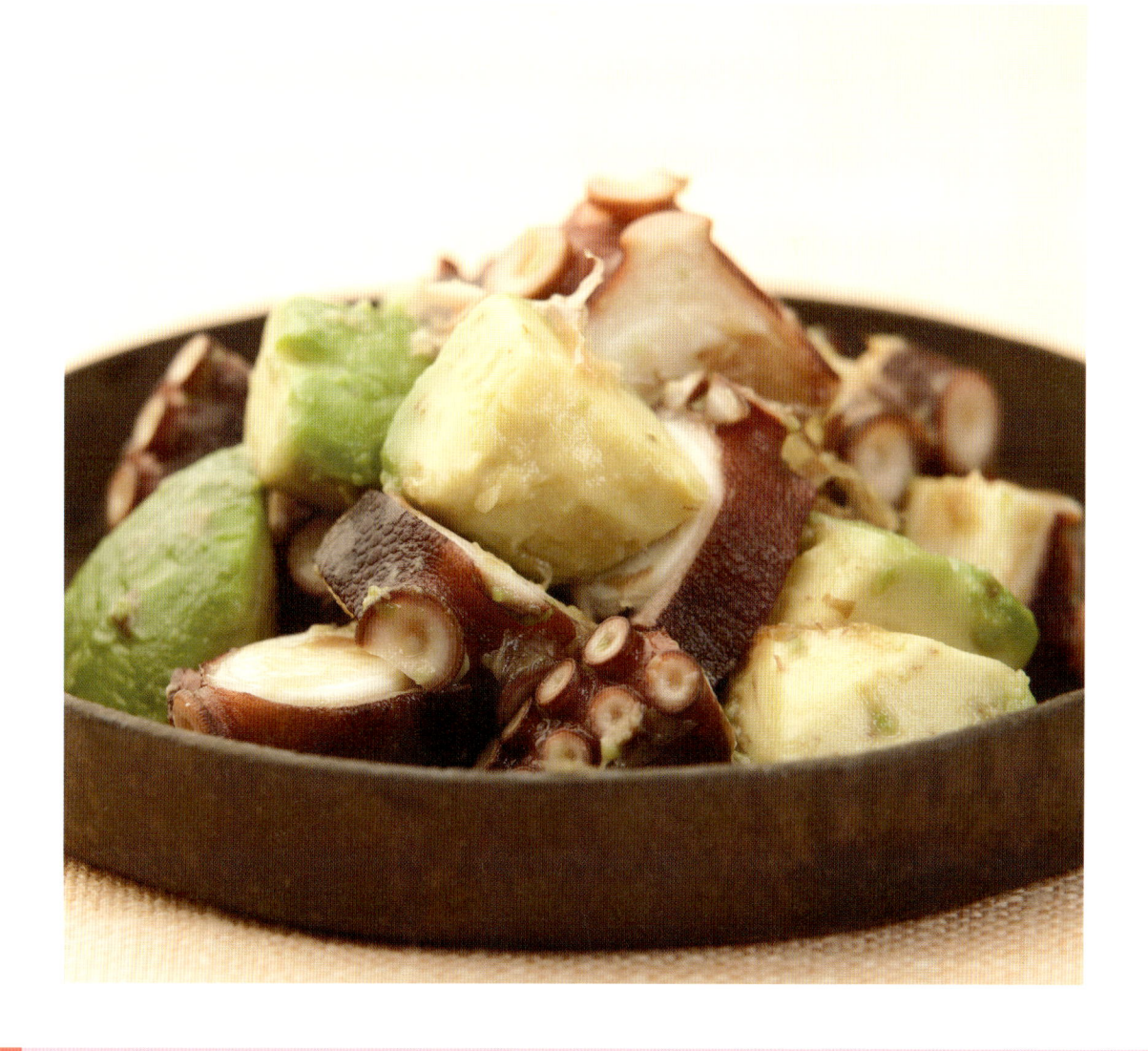

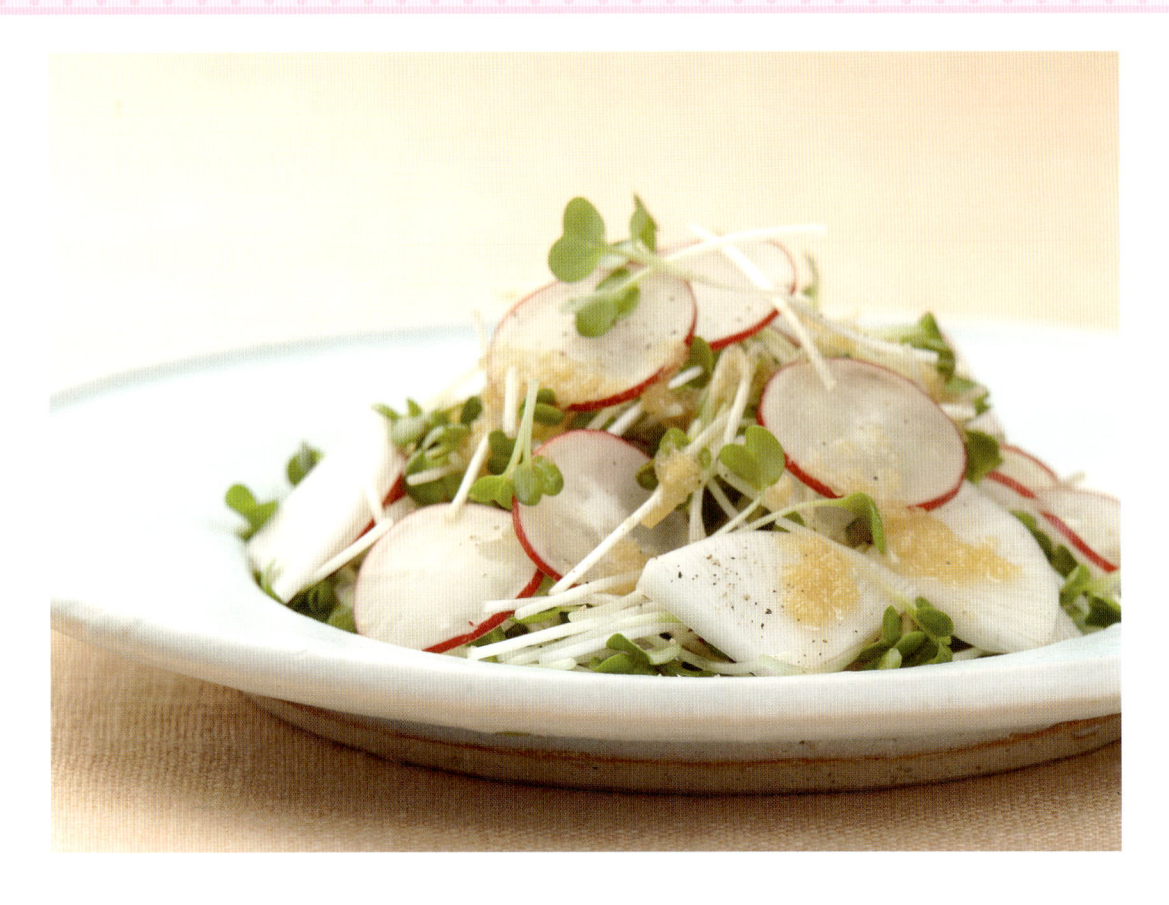

三種の大根サラダ

☞ 材料

大根（薄くいちょう切り）
　　　　　　……30g
ラディッシュ（横に薄くスライス）……2株
貝割れ大根（半分の長さに切る）……20g（約1/4パック）

❖ ドレッシング

だしポン酢（18ページ）
　　　　　　……大さじ1
おろし玉ねぎ……大さじ1/2
ディジョンマスタード（西洋マスタード）……少々
塩……少々
こしょう……少々

☞ 作り方

❶ドレッシングの材料を混ぜておく。
❷ボウルで大根、ラディッシュ、貝割れ大根を混ぜておく。
❸皿に❷を盛りつけて❶のドレッシングをかけていただく。

One Point!

　他にも普通の大根、切り干し大根、いぶりがっこ（たくあんの燻製）でまた違う3種の大根サラダのできあがり。
　大根には、アミラーゼやジアスターゼなどの消化酵素が豊富に含まれており胃腸の働きを活性化すると共に、胸やけや胃酸過多などに有効な野菜で、「天然の消化剤」ともいわれています。

たらのアクアパッツァ風

☞ 材料

たらの切り身……1切れ
塩……少々
こしょう……少々
あさり……100g
赤パプリカ……1/4個
ブロッコリー……1/4個
タイム……2枝
水……100cc
白ワイン……大さじ1
オリーブオイル
　　　　　　……小さじ1/2
イタリアンパセリ（粗みじん）……適宜

☞ 作り方

❶たらの切り身に塩、こしょうをふっておく。
❷小さめのフライパンに❶を入れて上にタイムの枝をのせる。あさり、パプリカ、ブロッコリーも加え、水と白ワイン、塩を加えて火にかける。蓋をしてあさりの口が開いて野菜に火が通ったらできあがり。
❸皿に盛り付け、仕上げにイタリアンパセリとオリーブオイルをふりかける。

One Point!

魚介類（白身魚と貝類）をトマトやオリーブなどとともに白ワインと水で煮込んだイタリア料理のことをアクアパッツァといいます。

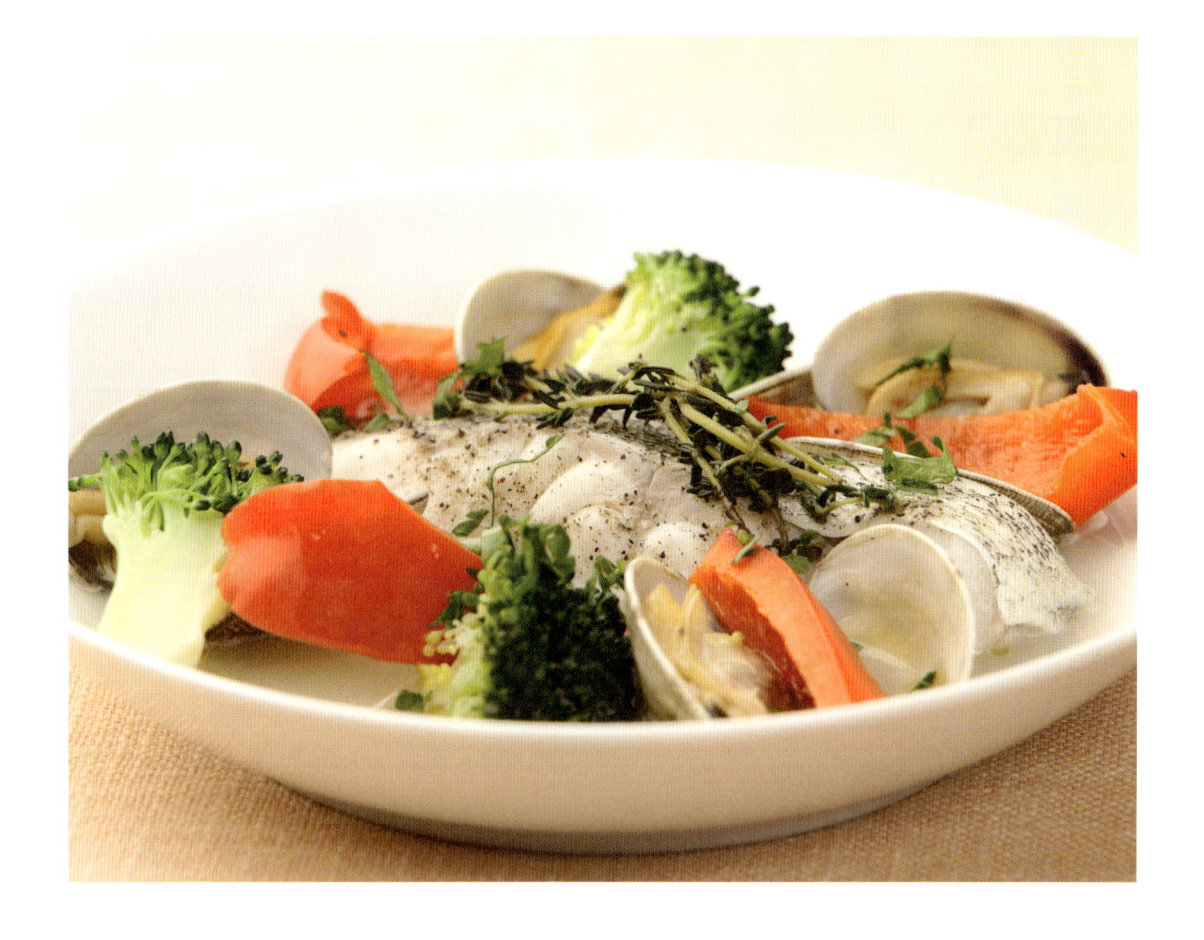

豚肉のキムチ炒めのせ蒸し豆腐

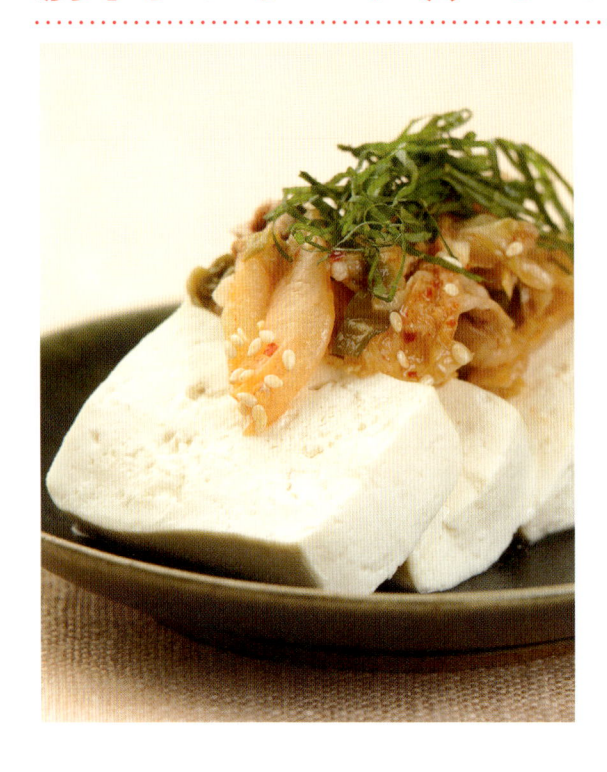

☞ 材料
豚肉のキムチ炒め（58ページ）
豆腐……100g
飾り用にあればエゴマの葉

☞ 作り方
❶豆腐は食べやすい大きさに切る。
❷耐熱皿に豆腐を入れてふんわりとラップをして1分～1分30秒ほど加熱する。
❸❷で出た水分を取り除き、食べやすい大きさに切り、器に盛りつける。
❹❸の上に豚肉キムチ炒めをのせる。

One Point!
ダイエット中なら、お豆腐をごはん替わりにして気分は豚キムチ丼？！

納豆おくら

☞ 材料
納豆……50g
おくら……3本
大根おろし……大さじ3
だしポン酢（18ページ）……大さじ1

☞ 作り方
❶おくらはゆでて自然に冷まして小口切りに。大根おろしは軽く汁気を切っておく。
❷納豆をよくかき混ぜたら、おくら、大根おろしを加え、だしポン酢で調味する。

One Point!
大根おろしが納豆の臭みと粘りを消して納豆ぎらいの人でもいけるかも！ ネバネバな食材は健康に適しています！

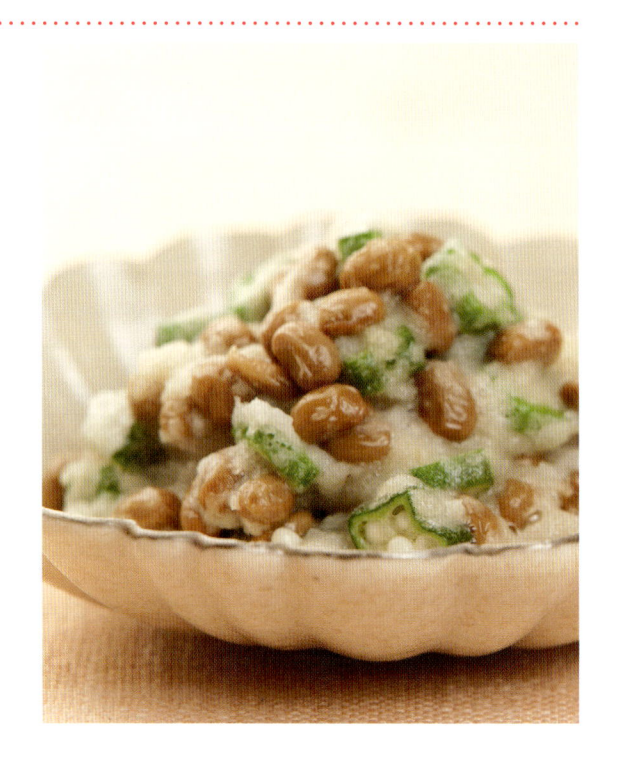

たこミンチとクレソンの黒ごま和え

☞ **材料**

ゆでだこ（みじん切り）
　　　　　……50g
クレソン（長さ半分に）
　　　　　……1束
黒すりごま
　　　　　……大さじ1と1/2
塩……ひとつまみ
こしょう……少々
かつおだし（18ページ）
　　　　　……大さじ1/2
しょうゆ……小さじ1
合成甘味料……ひとつまみ

☞ **作り方**

❶鍋に湯を沸かし、クレソンを入れて1分ほどゆでる。自然に冷まし、水気を絞っておく。（レンジ）→耐熱ボウルにクレソンを入れてふんわりとラップをし、1分30秒ほどレンジで加熱する。
❷ボウルにみじん切りしたゆでだこ、黒すりごま、塩、こしょう、かつおだし、しょうゆ、合成甘味料を入れて混ぜておく。
❸❷に❶のクレソンを入れて和える。

One Point!

クレソンには、カルシウム、美肌効果のあるβカロテンなどが豊富に含有されており、この含有量は緑黄色野菜の中でもトップクラス！

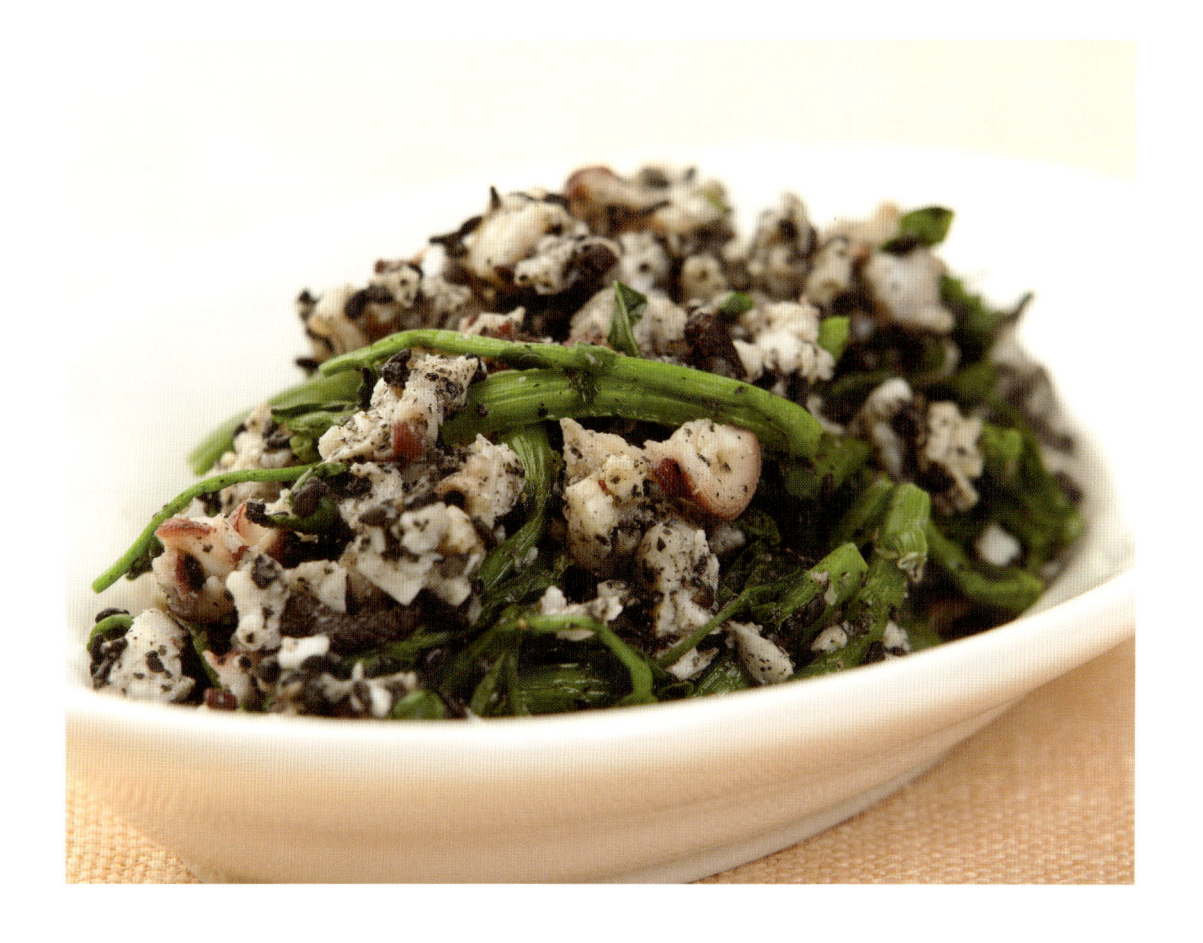

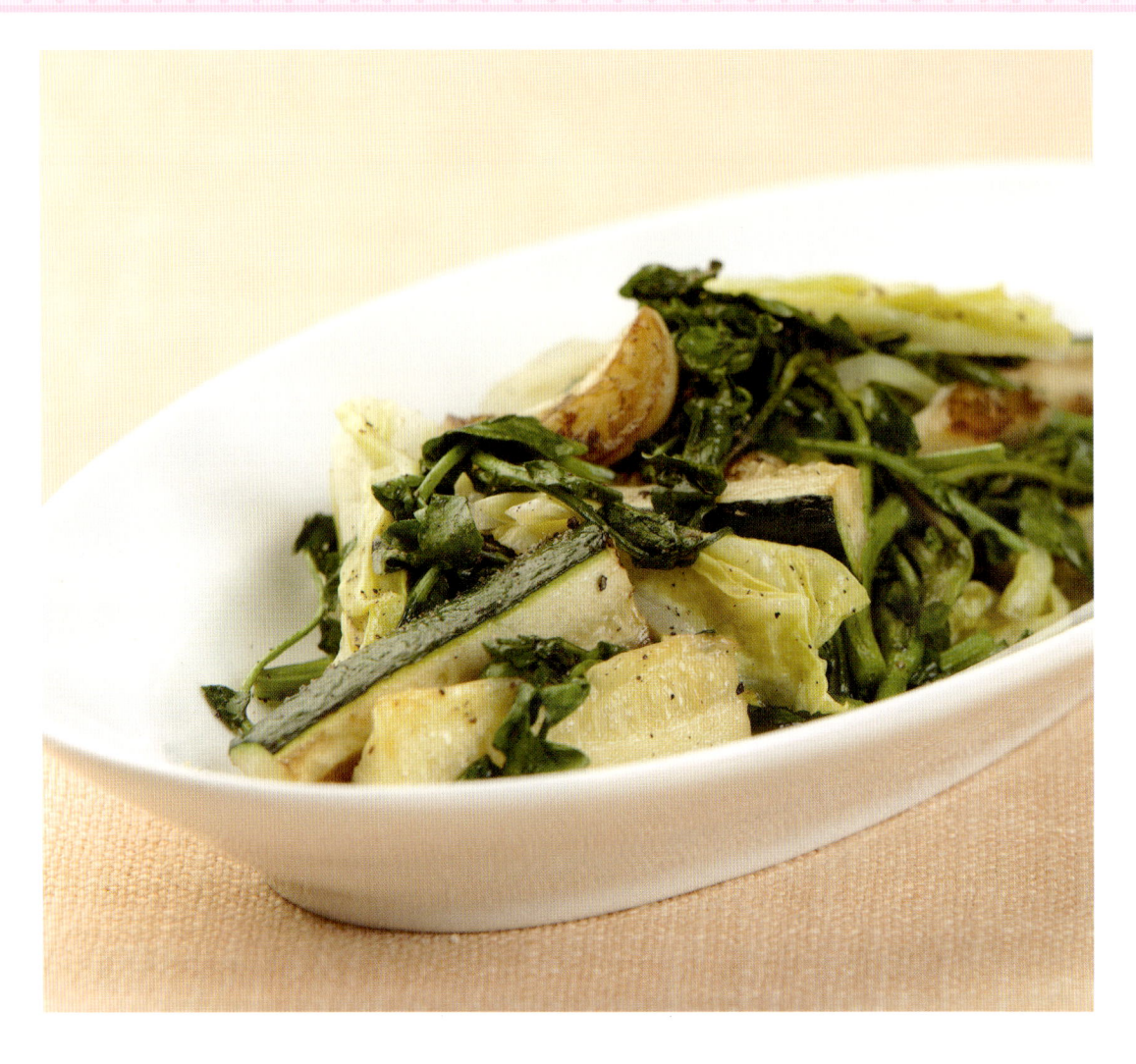

グリーン野菜の蒸し煮

☞ 材料

ズッキーニ……半本
キャベツ……1枚
クレソン……半束
にんにく……1かけ
オリーブオイル……小さじ1
塩……少々
こしょう……少々

☞ 作り方

❶鍋にオイル、にんにくを入れて火にかける。
❷にんにくの香りが出てきたらズッキーニ、キャベツを入れて軽く炒め合わせる。
❸最後にクレソンを❷に加え、塩、こしょうで調味する。蓋をして、焦げないように弱火で野菜がしんなりするまで2～3分蒸し煮する。

One Point!

オイルを熱してからにんにくを入れるとにんにくの香りが香ばしい。しかし、すぐに焦げてしまうので注意！

きのこソテー目玉焼きソースがけ

☞ **材料**

しめじ（石づきをとって小房にわける）……100g
椎茸（縦四等分に切る）……3個
ブラウンマッシュルーム（縦半分に切る）……5個
しょうゆ……小さじ1
塩……少々
にんにく（すりおろす）……1/2かけ
卵……1個
オリーブオイル……少々
こしょう……少々
粉チーズ……小さじ1
イタリアンパセリ（みじん切り）……少々

☞ **作り方**

❶ 耐熱ボウルにきのこ類を入れ、しょうゆ、塩、こしょう、にんにくを入れて混ぜ合わせる。
❷ ふんわりとラップをして2分〜レンジで加熱する。
❸ フライパンにオリーブオイルを入れて加熱し、目玉焼きを焼く。卵の表面に薄い膜がはる程度の半熟の状態に仕上げる。
❹ 皿に❷を盛りつけ❸をのせる。その上にこしょう、粉チーズ、イタリアンパセリをふる。※上にのせた卵をくずして、ソースのようにきのこと絡めて食べる。

One Point!

半熟目玉焼きを上手に作る方法は、卵をフライパンに落としたら、少量の水を加え蓋をすること。綺麗に卵の表面に薄い膜がはった半熟目玉焼きのできあがり。

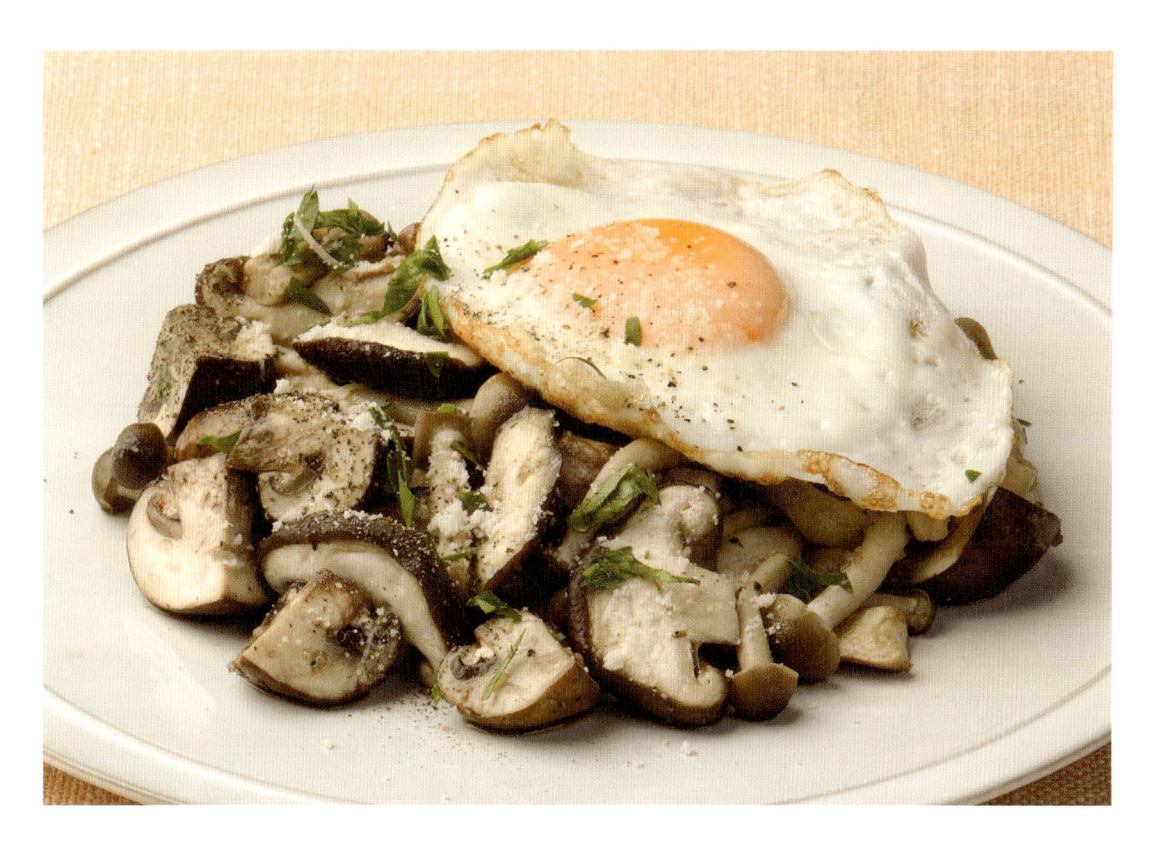

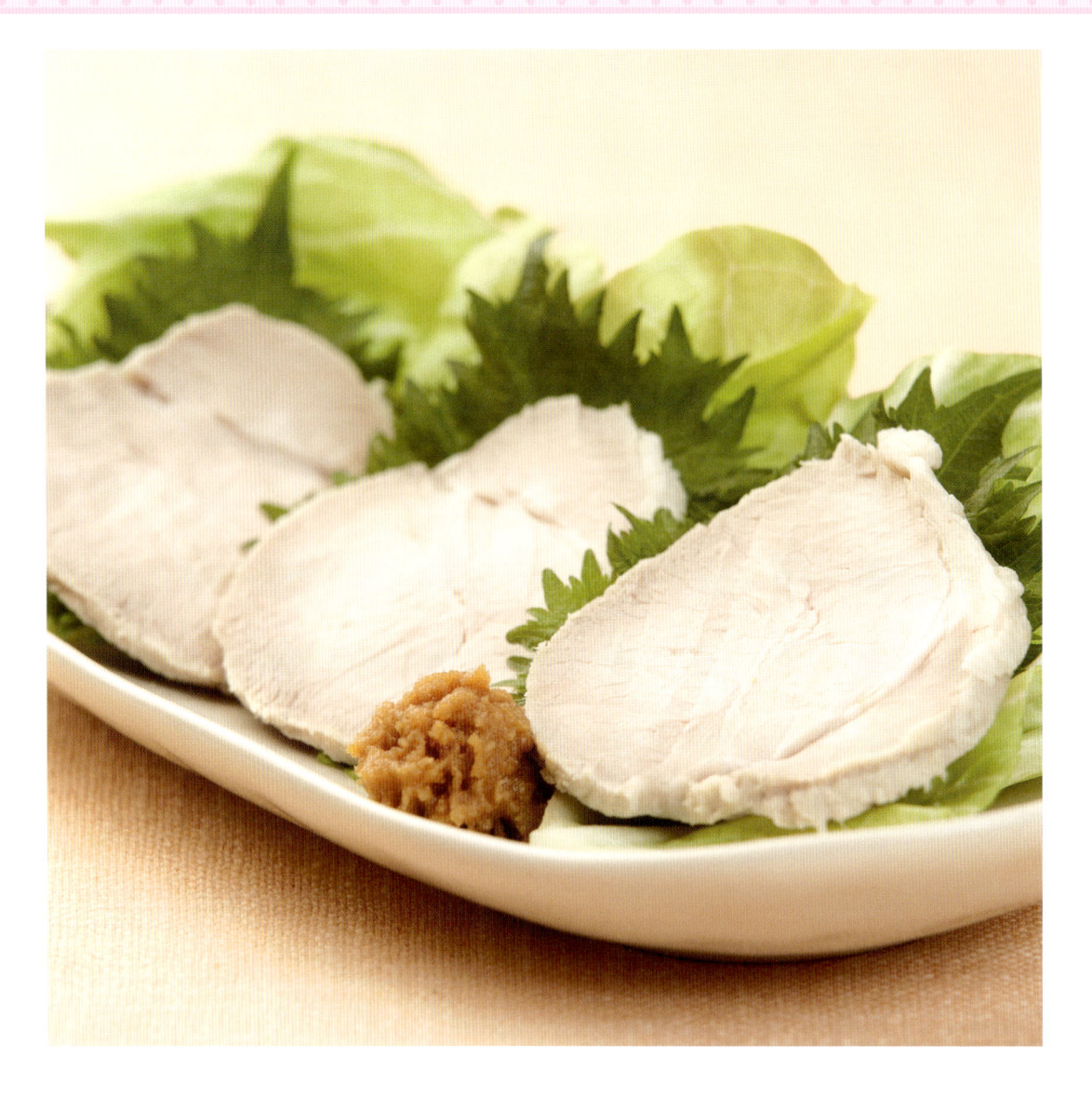

塩豚キャベツ

☞ 材料
塩豚（19ページ）
　　　　　……100g
キャベツ（大きめに切り分
けておく）……2枚
大葉……5枚
みそ……大さじ1/2
にんにく（すりおろし）
　　　　　……少々

☞ 作り方
❶みそとにんにくを混ぜておく。
❷塩豚は薄くスライスしておく。
❸キャベツと大葉を重ね、❷をのせてにんにくみそをつけていただく。

One Point!
キャベツに巻くときに、意識してトッピングを少量にしてみましょう。野菜をたくさん食べられてカロリーダウン♪

ゆで鶏のおろしポン酢和え

☞ **材料**

ゆで鶏（19ページ）（細かくさく）
　　　　　　　　　……100g
だしポン酢（18ページ）……大さじ2
大根（おろす）……100g
万能ねぎ（小口切り）……1/2本
一味唐辛子……少々
アンディーブ（チコリ）……3枚
→なければサラダ用葉野菜で代用。

☞ **作り方**

❶大根おろし、ゆで鶏、だしポン酢を和える。
❷❶を器に盛り、上に万能ねぎと一味唐辛子をふりかける。

One Point!

　大根おろしは、おろしたら水を切ってから料理に使ってください。そのままだと水っぽくなるし、見かけも水が出て美しくありません。

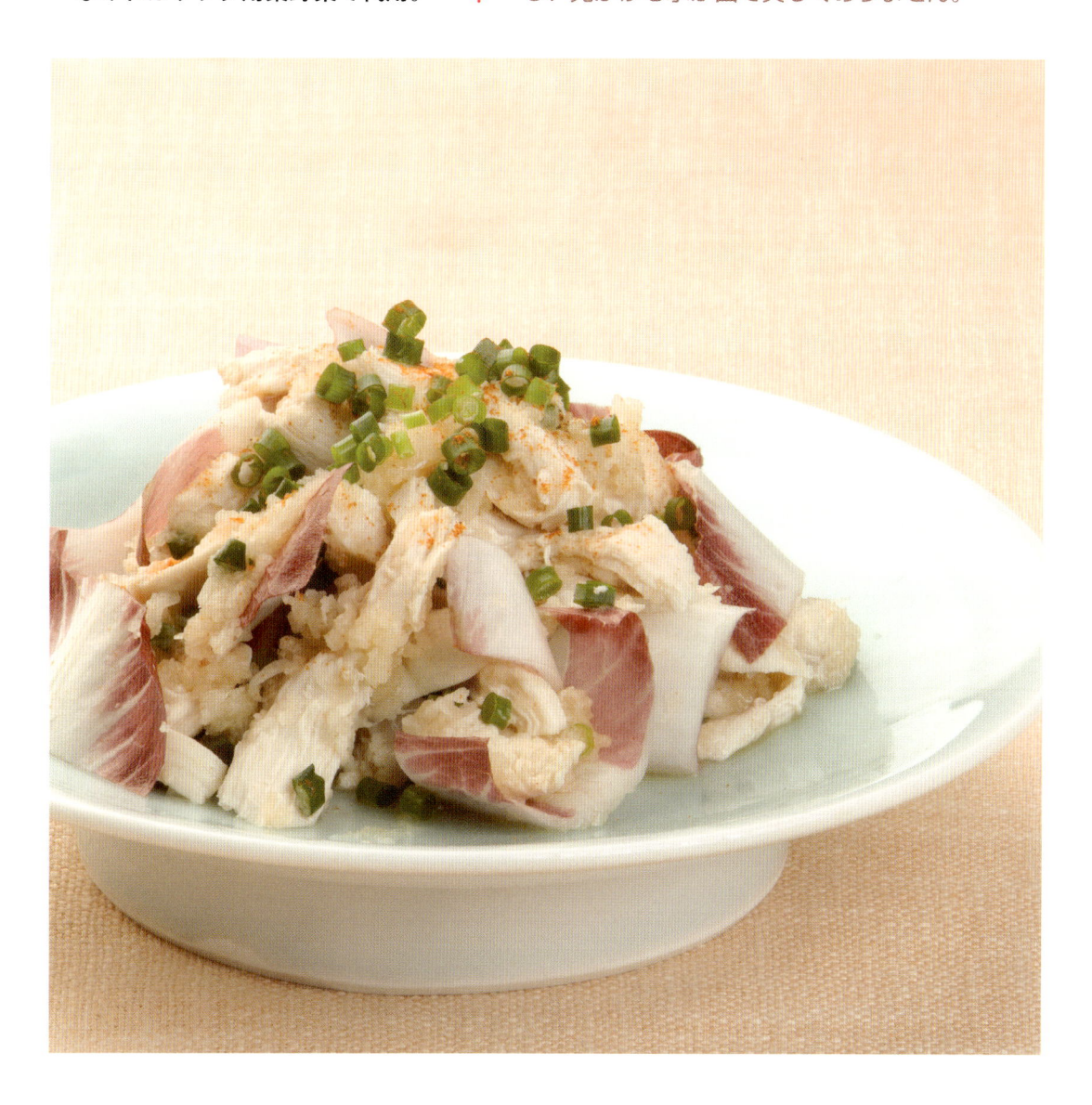

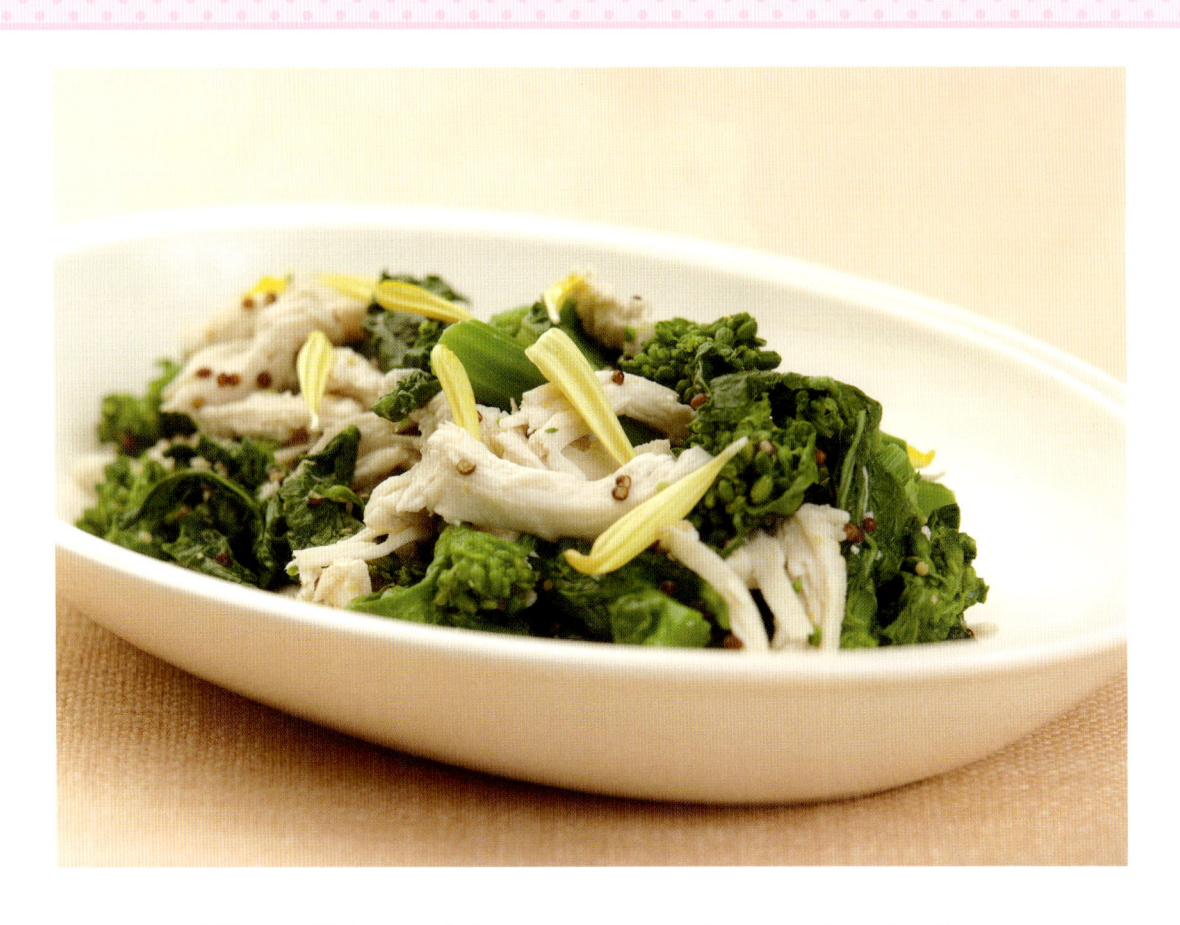

ゆで鶏と菜の花のマスタード和え

☞ 材料

ゆで鶏（19ページ）（細かくさいておく）……50g
菜の花……1/2
粒マスタード……小さじ1
しょうゆ……小さじ1/2
かつおだし（18ページ）
　　　　　　　……小さじ1
もって菊（飾り用）
　　　　　　　……適宜

☞ 作り方

❶鍋に湯を沸かし、菜の花を色よくゆでる。3等分の長さに切っておく。（レンジ）→耐熱ボウルに菜の花を入れてふんわりとラップをし、1分30秒ほどレンジで加熱する。
❷ボウルに粒マスタード、しょうゆ、かつおだしを入れて混ぜる。
❸❷に、ゆで鶏と菜の花を加えて和える。

One Point!

　菜の花は根元の固い部分を少し切り落とし、沸騰した湯に塩を入れてゆでます。再び沸騰し、根元をとって指で押し、弾力を感じたらゆであがりです。
　冷水にとって手早く冷まします。こうすると色がきれいに仕上がります。
　完全に冷めたら、根元を揃えて持ち、葉を下にしてぎゅっと水気を絞ります。

ゆで鶏の柚子こしょうサラダ

☞ 材料

ゆで鶏（19ページ）（食べやすい大きさにさく）……100g
水菜（10cm長さ）……1/4束
白ねぎ（白髪ねぎ）……10cm
大葉（ちぎる）……3枚
柚子こしょう……少々
だしポン酢（18ページ）……大さじ1
こしょう……少々
ごま油（風味付け。なくても可）……少々
いりごま……少々

☞ 作り方

❶ドレッシングの材料を混ぜ合わせておく。
❷ゆで鶏、水菜、ねぎ、大葉をボウルで和えて皿に盛り付け、いりごまをふる。

One Point!

　柚子こしょうという名前がついていますが、実際には柚子風味の唐辛子ペーストで、唐辛子を粗刻みにし、柚子の果皮と塩を入れて磨り潰し、軽く熟成させたものです。

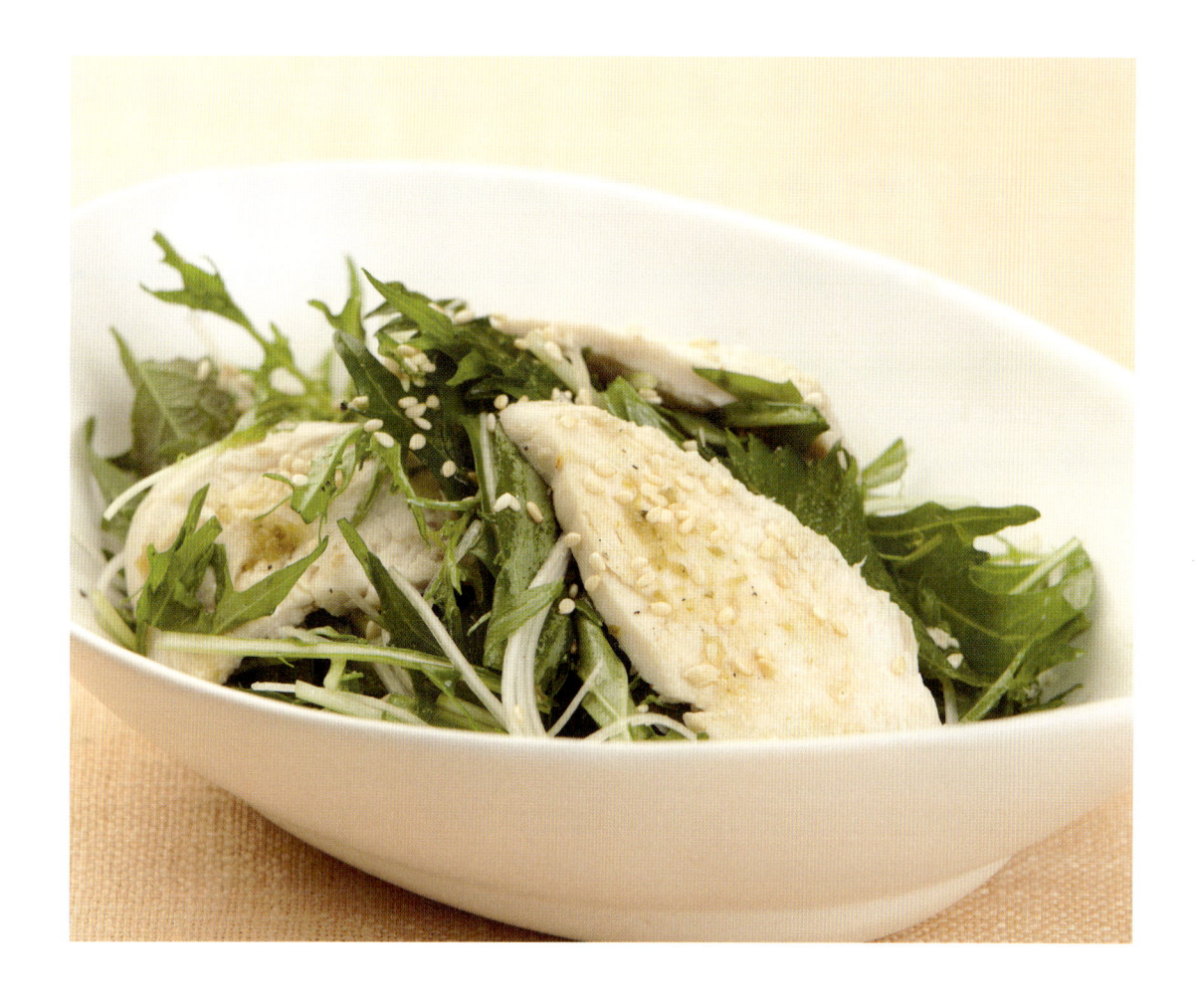

ねぎ塩

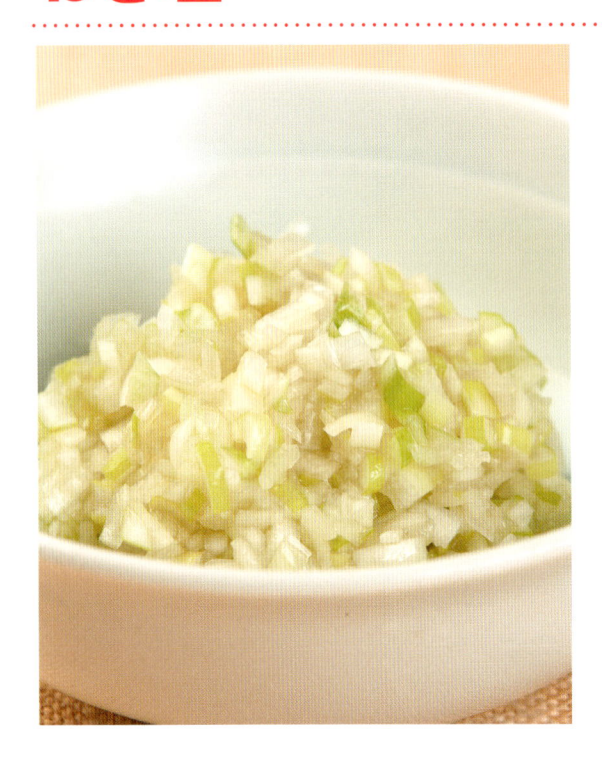

☞ 材料
白ねぎ（みじん切り）……1/2本
粗塩……小さじ2/3
ごま油……小さじ1

☞ 作り方
全ての材料を混ぜる。

One Point!
このねぎ塩を使って様々な料理がおいしくできます。あると便利！

しらすの酢漬け

☞ 材料
❖作りやすい量

しらす……50g
酢……100ml
赤唐辛子（輪切り）……少々

☞ 作り方
❶しらす、赤唐辛子を酢に漬け込んで冷蔵庫で保存する。（保存：約1週間）

One Point!
ご飯にのせてしらすの酢漬け丼。おいしいです！

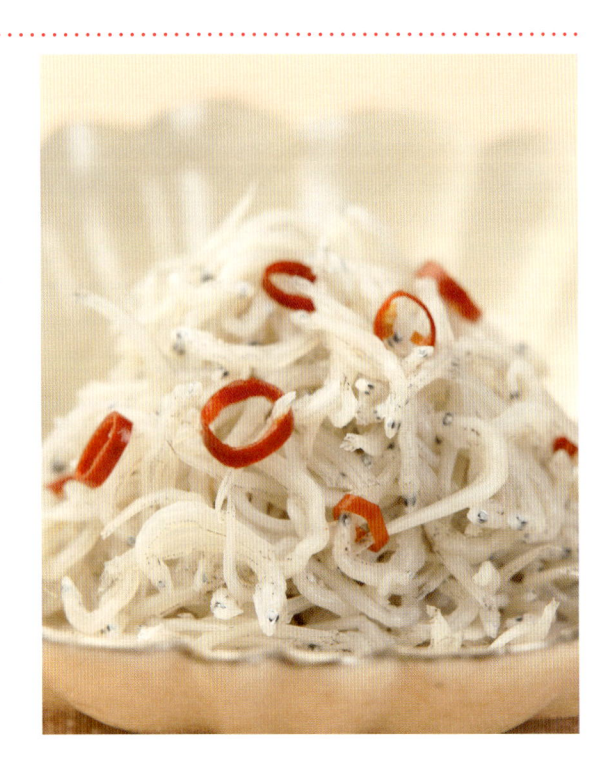

チャイニーズきくらげ

☞ 材料

乾燥きくらげ……10g
しょうが（千切り）
　　　　　　……1/2 かけ
ごま油……小さじ1
しょうゆ……小さじ2
一味唐辛子……少々
塩……ふたつまみ

☞ 作り方

❶ 乾燥きくらげはたっぷりの水で戻す。
❷ きくらげを熱湯にさっと通し、水にとる。水分を切り、固い石づき部分は包丁で取り除き、千切りにする。
❸ ボウルに❷としょうがを入れ、ごま油、しょうゆ、一味唐辛子を入れて混ぜ合わせる。

One Point!

　きくらげは、中華料理などでよく用いられる、食用のきのこの一種。食べ過ぎを抑え、同時に必要な栄養素を補給するという二重効果があり、健康食品として注目されています！

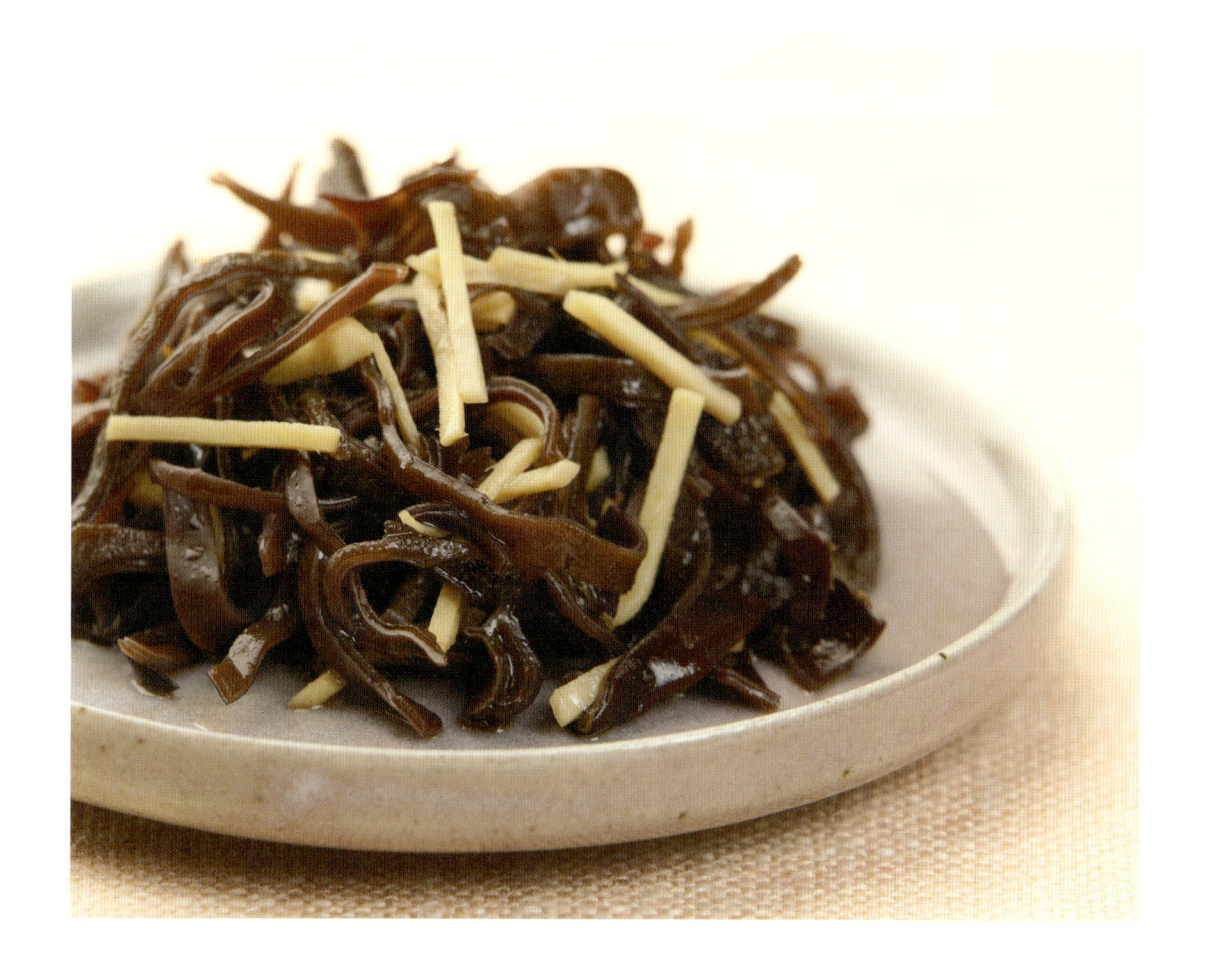

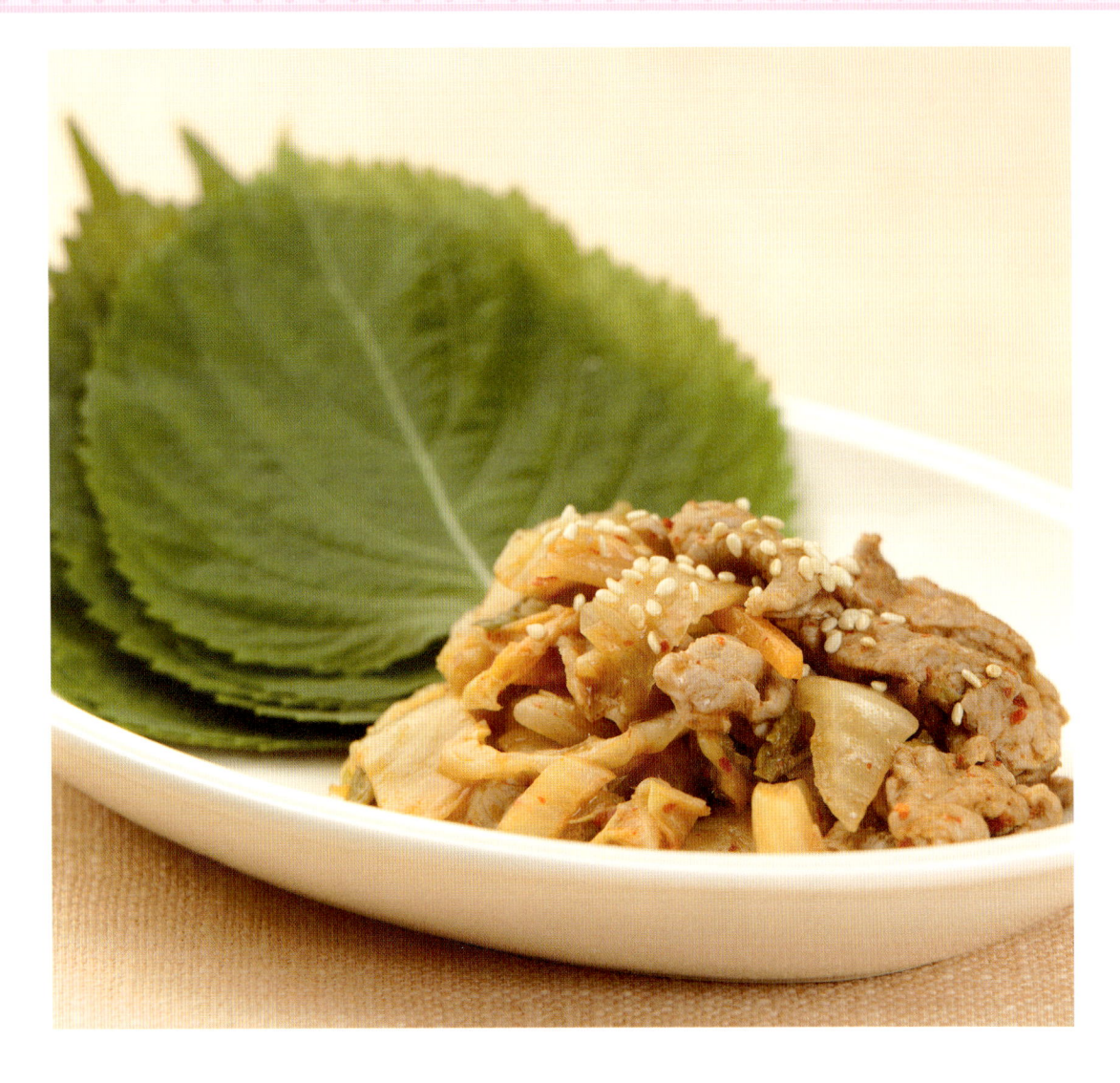

豚肉のキムチ炒め

☞ 材料
豚もも肉（薄切り）（食べやすい大きさに切る）
　　　　　　　　……80g
白菜キムチ……50g
ごま油……小さじ 1/2
白ごま……少々
エゴマの葉（あるいは大葉）
　　　　　　　　……適宜

☞ 作り方
❶耐熱容器の中で全材料をよく絡めておく。
❷ふんわりとラップをしたら4分ほど加熱する。
❸全体を混ぜる。皿に盛り付けて白ごまをふる。
❹エゴマの葉（大葉）に❸を包んで食べる。

One Point!
　混ぜ合わせてチンするだけの簡単レシピですが、レンジでチンは栄養素が流れ出にくいのでダイエット料理に最適です！

冷奴 アレンジメニュー4種

しらすの酢漬け
のせ冷奴アレンジその❶＋しょうゆ
　　　　　　　　　　　　……適量

チャイニーズきくらげ
のせ冷奴アレンジその❷

ねぎ塩だれ
のせ冷奴アレンジその❸＋こしょう
　　　　　　　　　　　　……適量

豚肉のキムチ炒め
のせ冷奴アレンジその❹＋エゴマの葉（千切り）……適量

One Point!
　冷奴にのせる具材を変えるだけのアレンジですが、何通りも作れるメニュー。いろいろ考えてのせてみるのも楽しいかも！

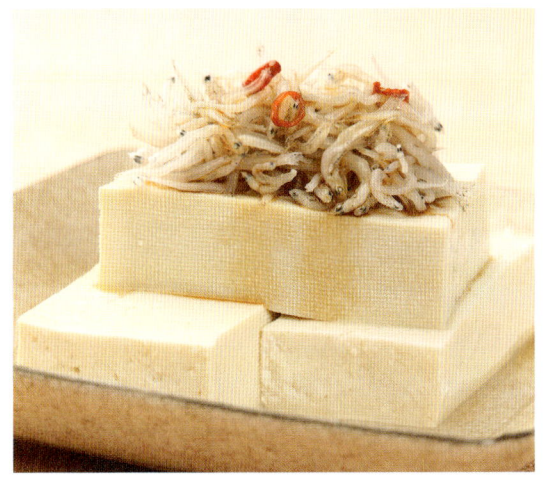

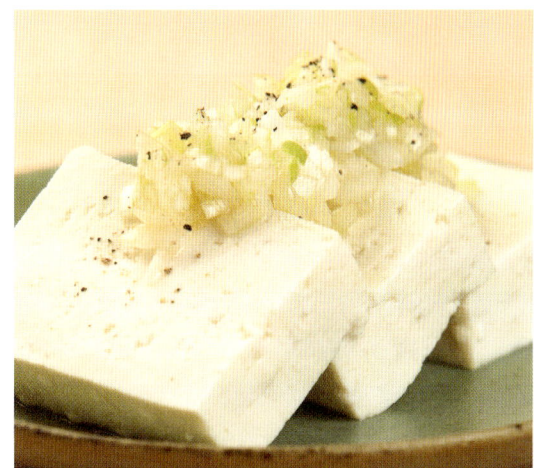

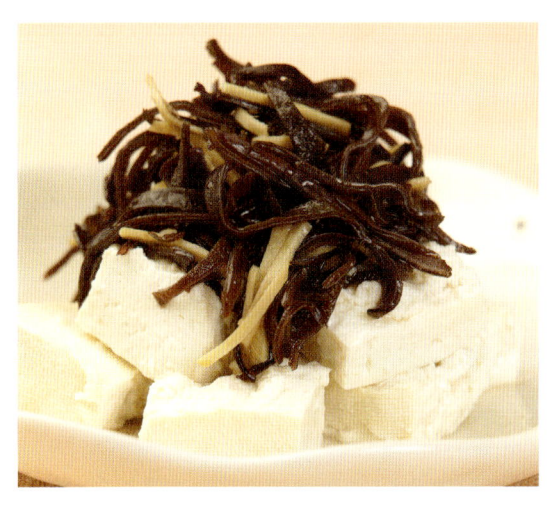

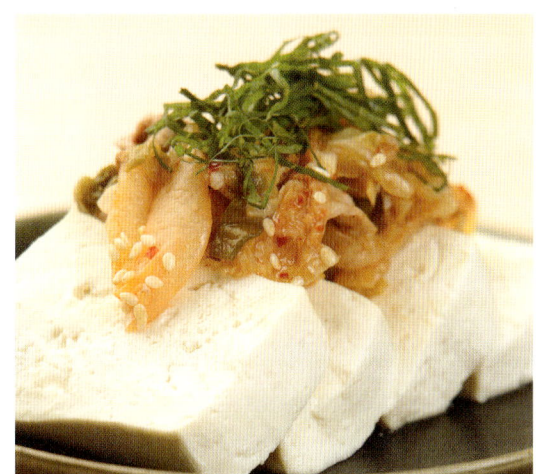

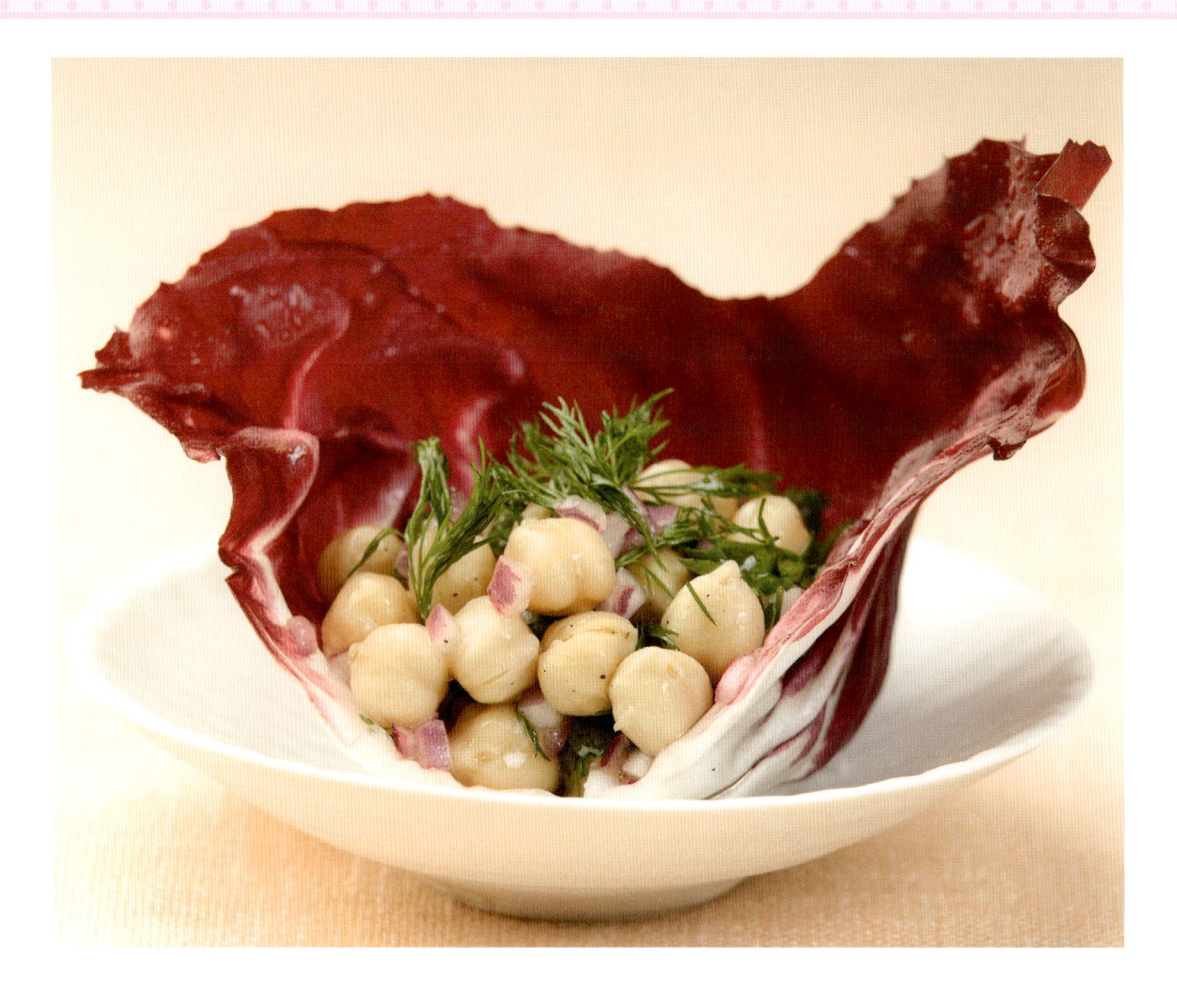

ひよこ豆のハーブサラダ

☞ 材料

ひよこ豆（市販のゆでたもの）
　　　　　　　　　……50g
赤玉ねぎ（みじん切り）
　　　　　　　　　……大さじ1
イタリアンパセリ（粗みじん）
　　　　　　　　　……3枝
ディル……3枝
オリーブオイル……小さじ1/2
レモン汁……小さじ1/2
塩……少々
こしょう……少々
トレビス（飾り用）……1～2枚

☞ 作り方

❶ ボウルにひよこ豆、赤玉ねぎ、イタリアンパセリ、ディルを入れ、オリーブオイル、レモン汁、塩、こしょうで調味してまぜる。

❷ 皿にトレビスを敷いてその上に❶を盛り付ける。

One Point!

ひよこ豆というとてもかわいい名前の豆。形がひよこに似ているからついた名前。

疲れやすい方、血圧が高めの方、便秘気味の方、大腸ガン予防の方におすすめの食材です。

メカジキのソテー ひよこ豆のハーブサラダ添え

☞ 材料
メカジキ……100g
塩……少々
こしょう……少々
オリーブオイル
　　　　……小さじ1/2
ひよこ豆のハーブサラダ
（60ページ）……レシピの
1/2量使用

☞ 作り方
❶ メカジキに塩、こしょうで下味をつけ、オリーブオイルを全体に塗っておく。
❷ フライパンを熱し、❶のメカジキを入れて火を通す。
❸ 皿にメカジキを盛りつけ、ひよこ豆のハーブサラダを添える。

One Point!
メカジキのソテーに添えるものをきのこねぎなどに変えてもGOOD。

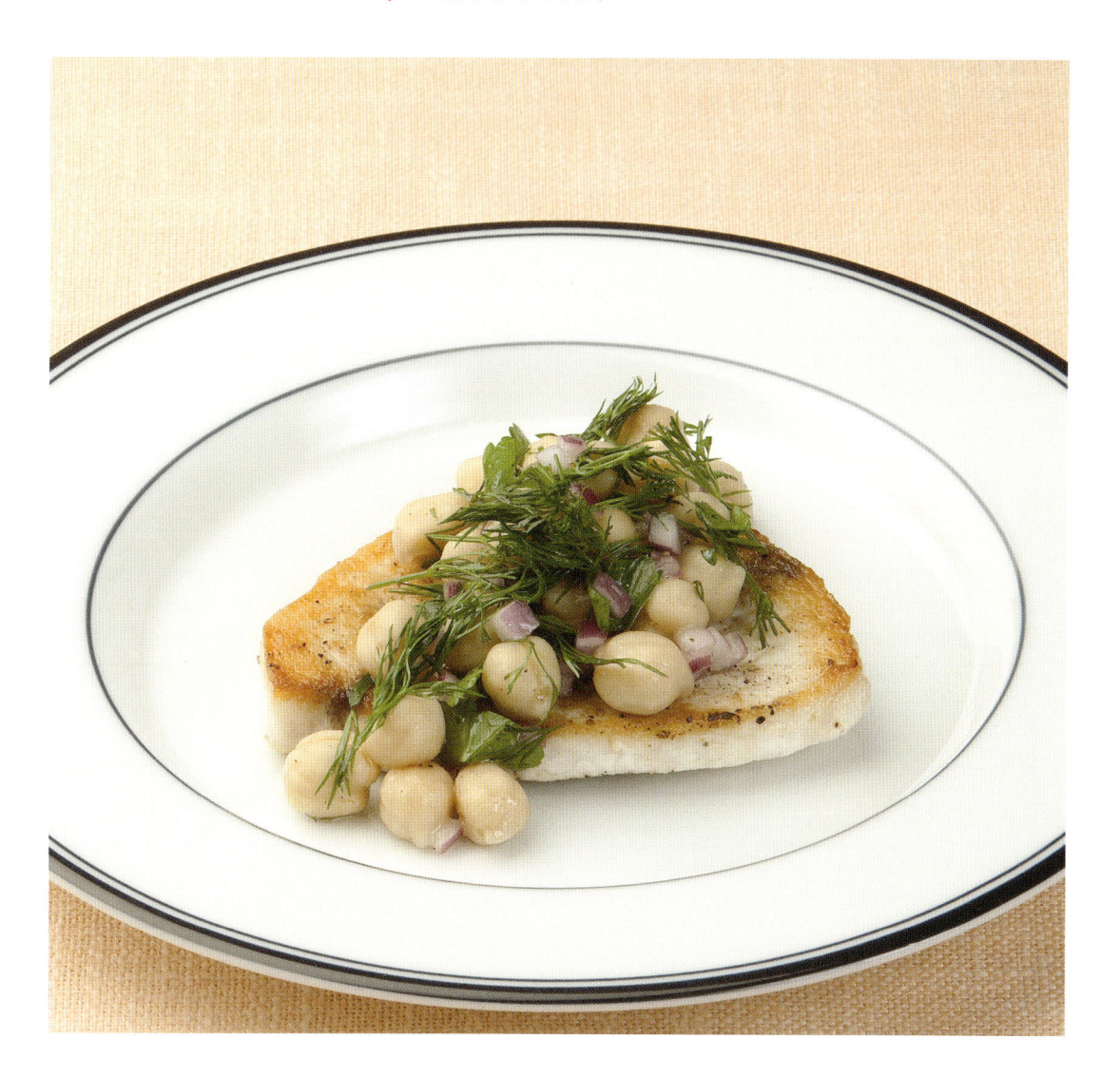

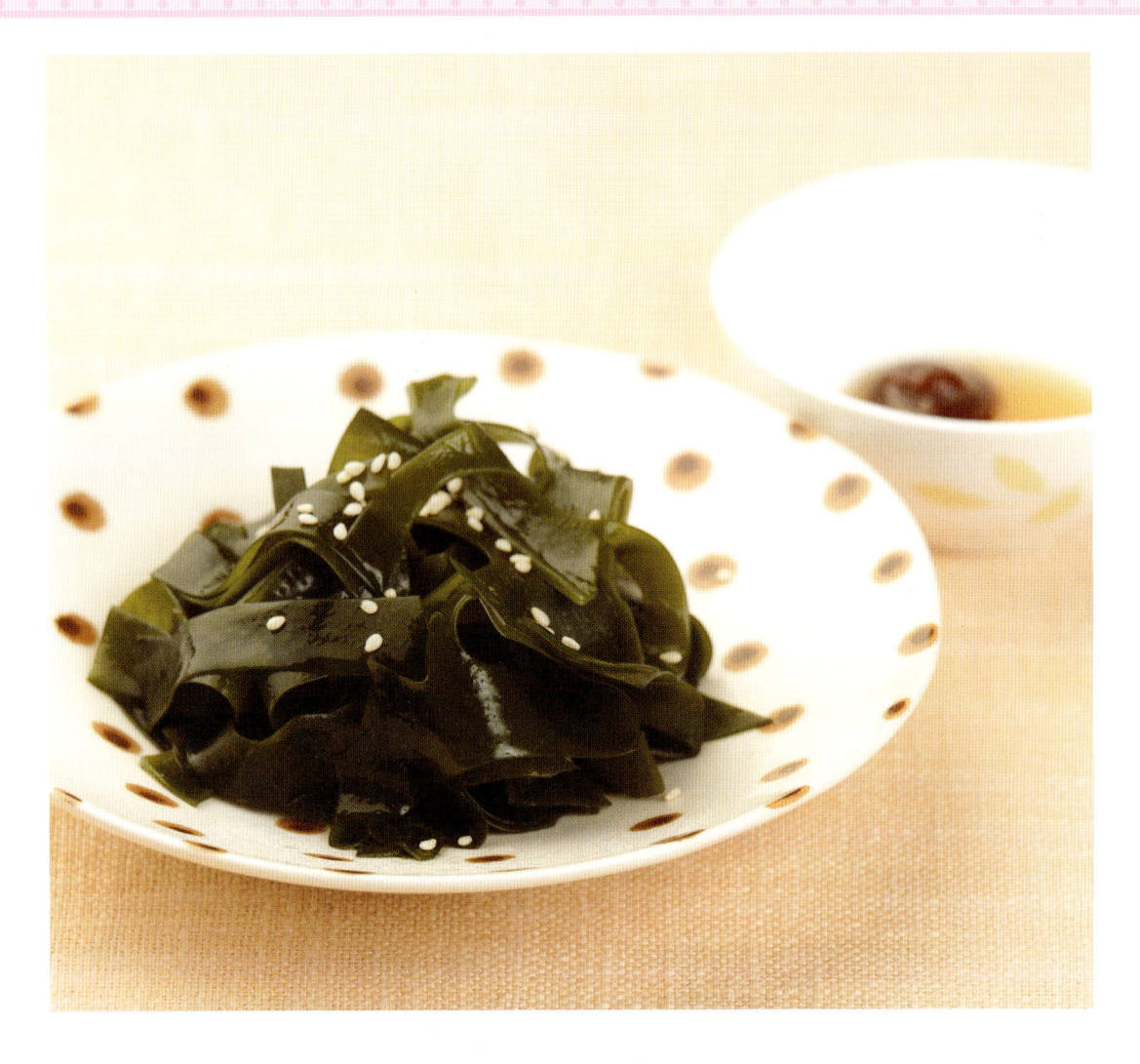

韓国風わかめのお刺身

☞ 材料

塩蔵わかめ……10g
コチュジャン
　　　　　……小さじ1/2
ごま油……小さじ2/3
白ごま……少々

☞ 作り方

❶塩蔵わかめは、ざっと塩を洗い流してから流水で1〜2分ほど塩抜きをする。水気をよく絞って食べやすい大きさに切って皿に盛りつけ白ごまをふっておく。
❷小皿にコチュジャンとごま油を用意し、わかめにつけて食べる。

One Point!

　塩蔵わかめの水をしっかり切って下さい。水気が多いとおいしさダウンです。
　どこかに、吊るしておくとしっかり水が切れます。

牛ヒレソテー

☞ **材料**

牛ヒレ……100グラム
塩……少々
こしょう……少々
オリーブオイル
　　　　　……小さじ1/2
クレソン……3本
レモン（くし切り）
　　　　　……1/8個

☞ **作り方**

❶ヒレ肉に塩、こしょうしておく。
❷フライパンを熱し、オリーブオイルを入れ、❶のヒレ肉を両面色よく焼く。
❸❷を食べやすい大きさに切りわけ、皿に盛りつけ、その上にねぎ塩をのせる。クレソンとレモンを添える。

One Point!

お肉は脂の多いロースよりも脂の少ないヒレ肉を意識して選ぶのが、カロリーダウンのポイントです！

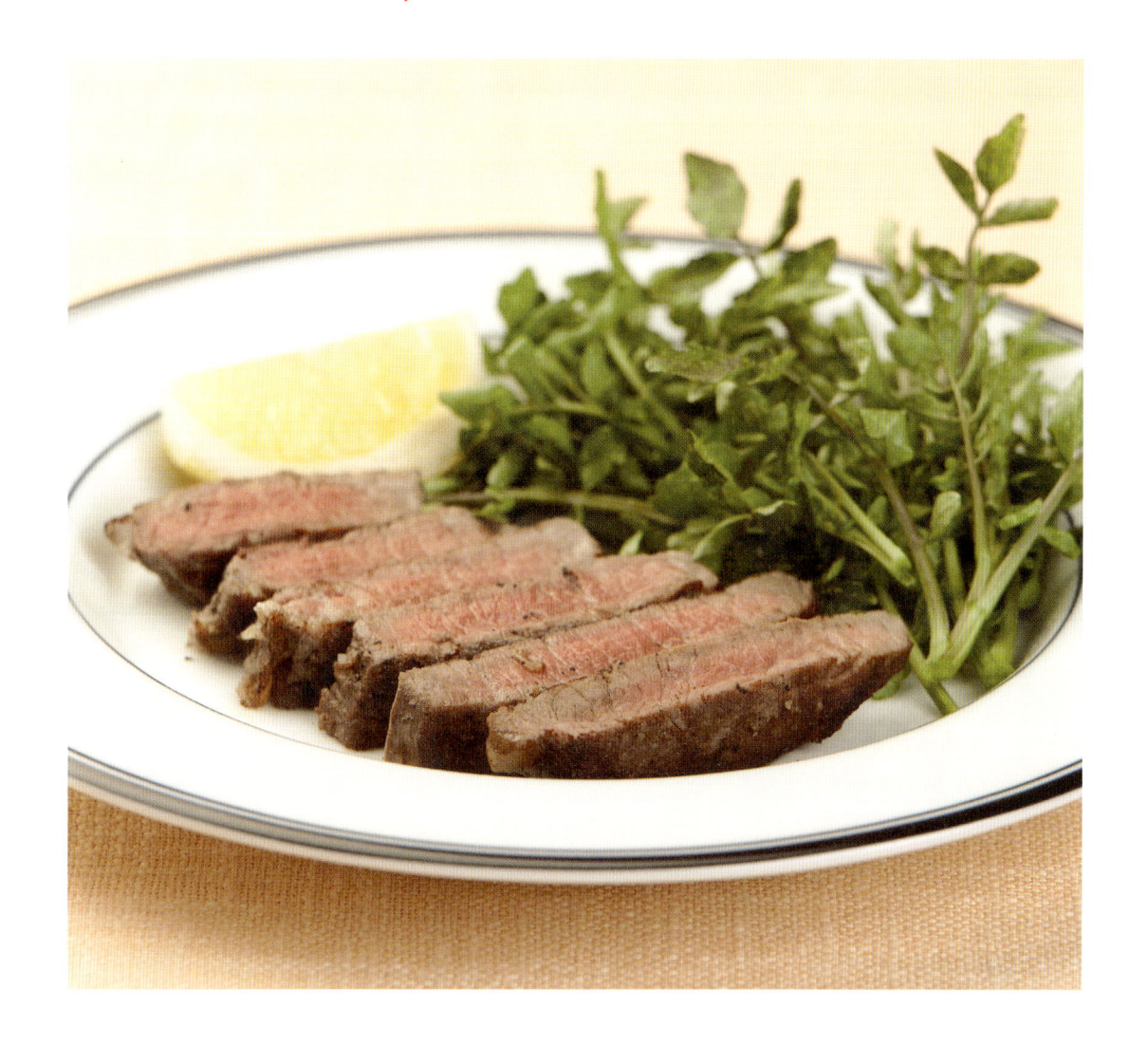

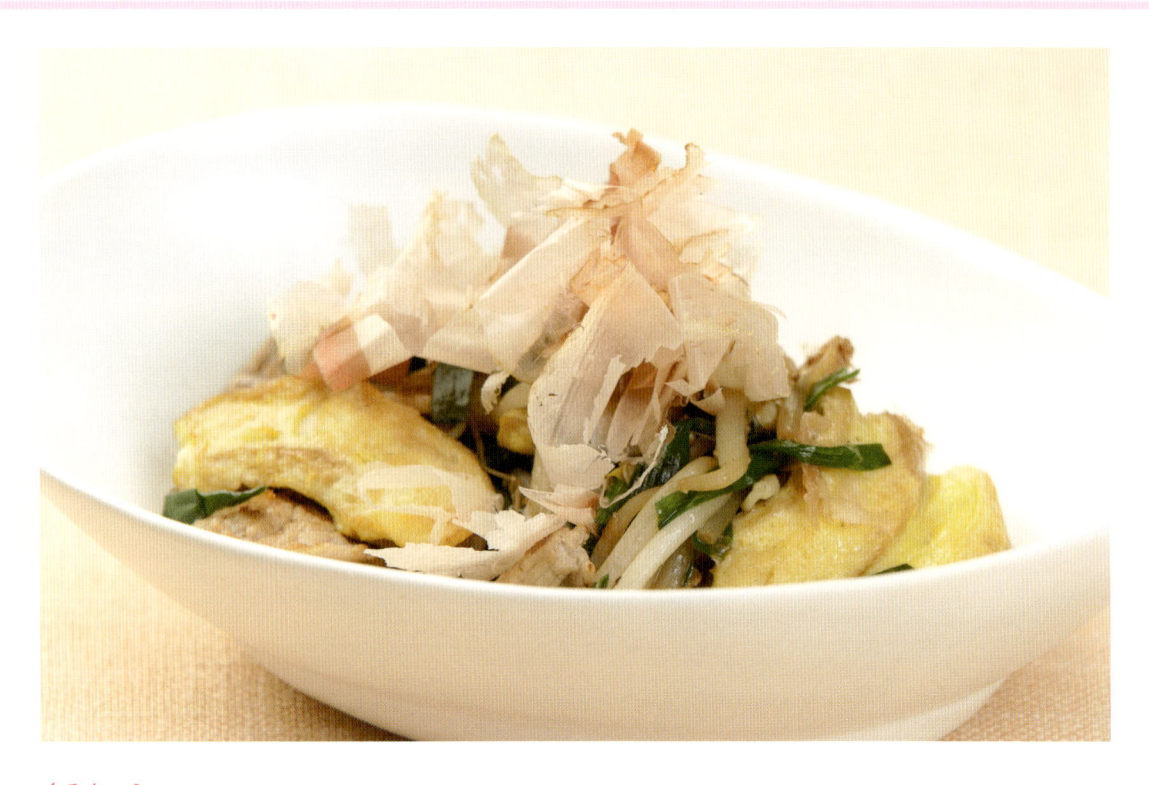

車麩チャンプルー
くるま ふ

☞ 材料
豚もも肉（一口大にスライス）……50g
もやし……50g
にら（4cm長さ）……1/4束
車麩（小）……2個
卵……1個
にんにく（みじん切り）
　　　　　……小さじ1/2
しょうが（みじん切り）
　　　　　……小さじ1/2
ごま油……小さじ1/2
塩……少々
こしょう……少々
酒……大さじ1/2
しょうゆ……小さじ1/2
かつお節……軽くひとつかみ

☞ 作り方
❶ 車麩は水に浸して戻したら、水気を絞っておく。
❷ ボウルに卵を溶きほぐし、❶の車麩と絡めておく。
❸ フライパンを熱し、ごま油を入れたらにんにく、しょうがを加えて焦げないように炒めたら、豚肉を色よく焼く。その横で❶の車麩も両面色よく焼く。
❹ ❸にもやしを加えて酒を入れざっと炒めたら、にらを加えてさらに炒め、しょうゆ、塩、こしょうで調味する。仕上げにかつお節を加え軽く混ぜ合わせる。

One Point!
車麩は普通のお麩とは違い食べごたえがあり、メイン料理にもできます。
高タンパク、低カロリーで女性に嬉しい食材の1つ！

ゴーヤのおひたし

☞ **材料**

ゴーヤ……1/2本（縦半分）
塩……ひとつまみ
かつおだし（18ページ）
　　　　　……大さじ1/2
しょうゆ……少々
乾燥桜海老
　　　……小さじ1（約1g）
糸がつお……少々

☞ **作り方**

❶ ゴーヤは種とわたをスプーンで取り除き、2〜3mmの厚さに切る。
❷ 鍋で湯を沸かしたら塩を加え、ゴーヤを2分程ゆでる。ざるにあげ、水気を切っておく。
❸ ボウルにかつおだし、しょうゆ、桜海老、❷のゴーヤを入れ、和える。
❹ 皿に盛り付け、糸がつおをかける。

One Point!

　ゴーヤの苦みが苦手な方は、苦味が強い種とわたをしっかりくり抜き、必要な大きさ（薄い方が苦くない）に切り、それを塩もみします。あるいは、湯でサッとゆでます。そうすると、苦みはなくなりませんが、少しは食べやすくなりますよ！

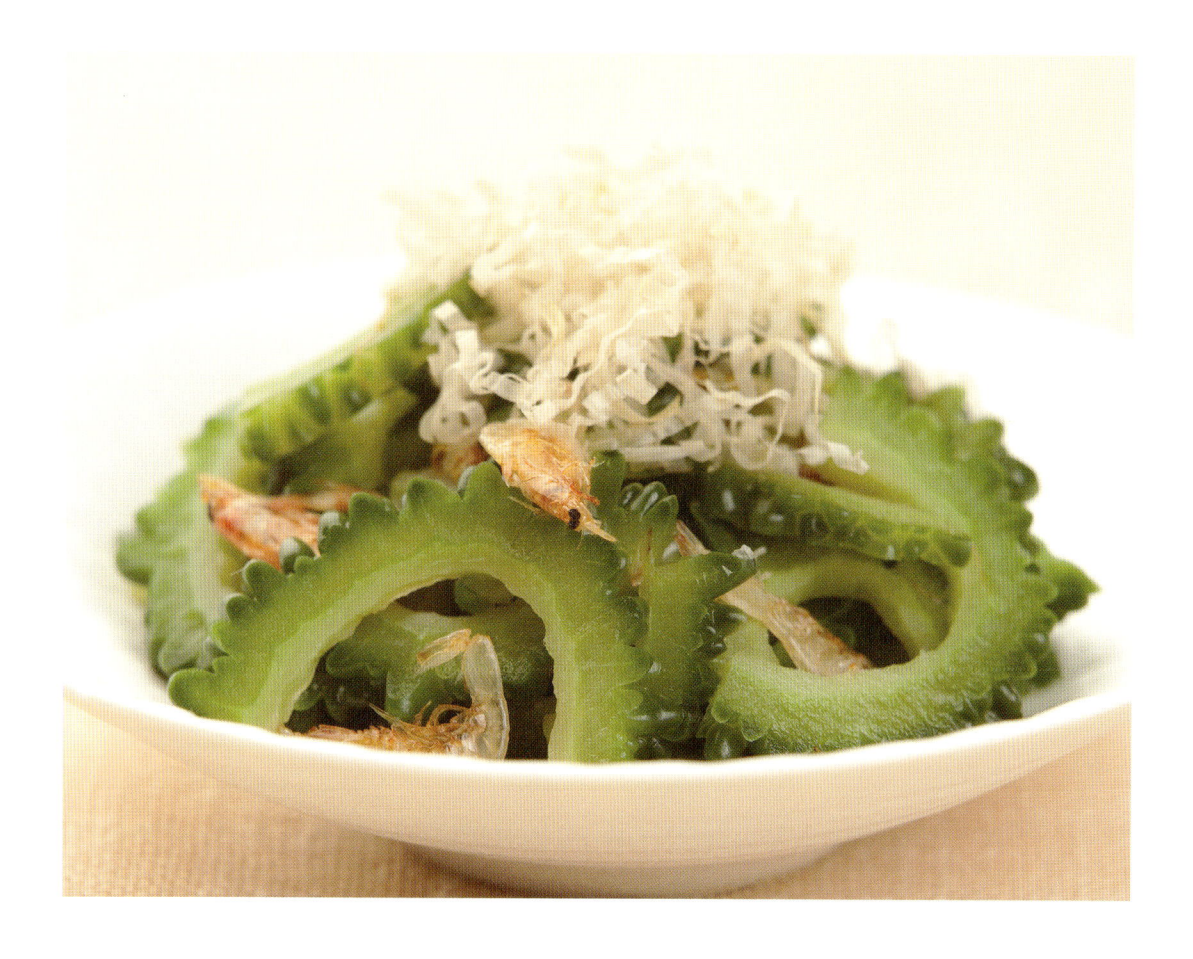

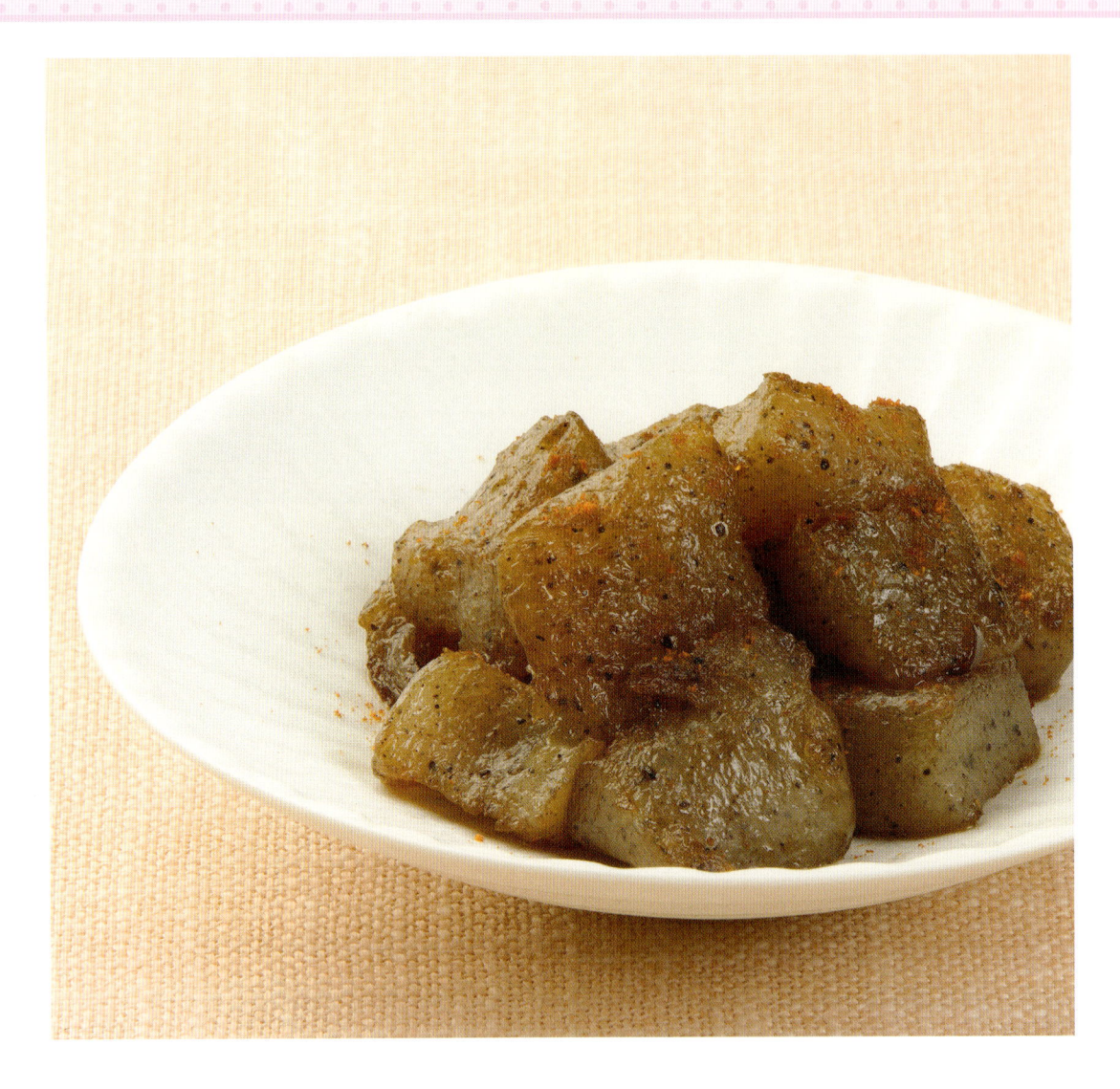

ピリ辛こんにゃく

☞ 材料

こんにゃく……100g
ごま油……小さじ1/2
一味唐辛子……適宜
酒……大さじ1/2
しょうゆ……大さじ1/2

☞ 作り方

❶こんにゃくは一度下ゆでしてから一口大に手でちぎる。
❷鍋にごま油を入れて熱し、❶のこんにゃくを炒める。
❸酒としょうゆを加え、水分を飛ばすように炒り煮する。
❹仕上げに一味唐辛子を好みの辛さで適宜加える。

One Point!

　こんにゃくといえば、ダイエットの強い味方！　腸の中をきれいに掃除して不要なものを排出してくれます。

紅しょうがごはん

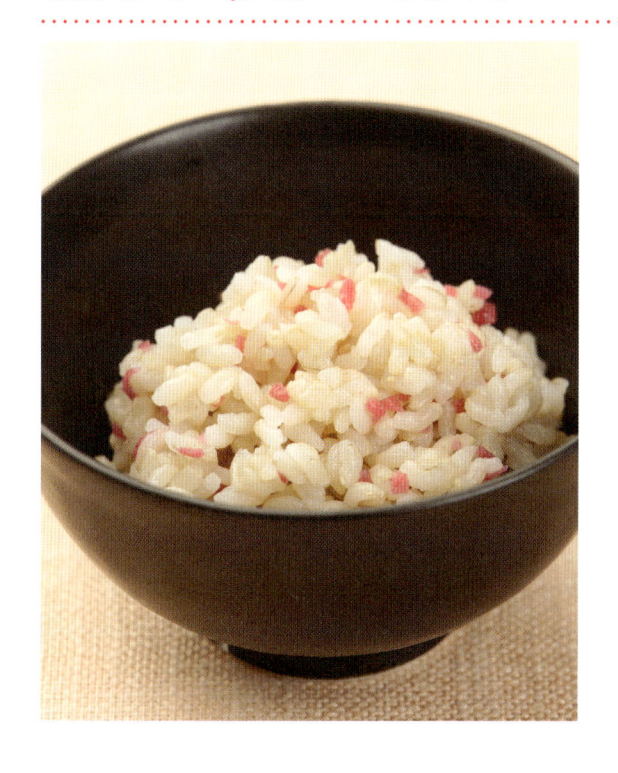

☞ 材料
玄米（炊いたもの）……お茶碗1杯分
紅しょうが（みじん切り）……小さじ1/3
塩……ひとつまみ

☞ 作り方
❶温かい玄米に紅しょうがと塩を混ぜ合わせ、お茶碗に盛りつける。

One Point!
　玄米が口に合わないという方もたまにいらっしゃいますが、玄米に他の食材を混ぜ合わせるととてもおいしいごはんに！　栄養価も高い食材です。

生ハムと塩もみきゅうりのごはん

☞ 材料
玄米（炊いたもの）……80g
生ハム……1枚
塩もみきゅうり（69ページ）……1/3量
酢……小さじ1/3

☞ 作り方
❶フライパンを加熱し、生ハムの両面を軽く焼く。食べやすく2cm角に切っておく。
❷ボウルに玄米、❶の生ハム、塩もみきゅうりを入れて全体を混ぜ合わせる。

One Point!
　生ハムなど塩分を気にされる方は、カリウム豊富な食材との摂取バランスによって抑制できます！

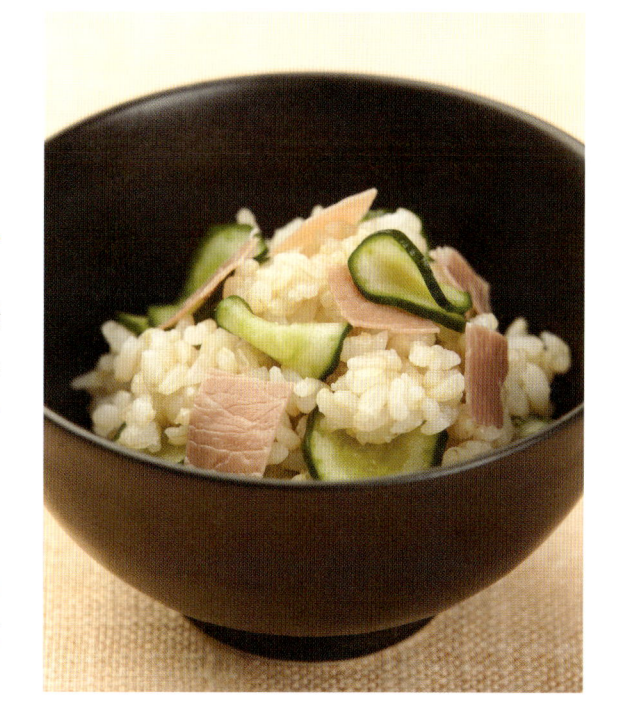

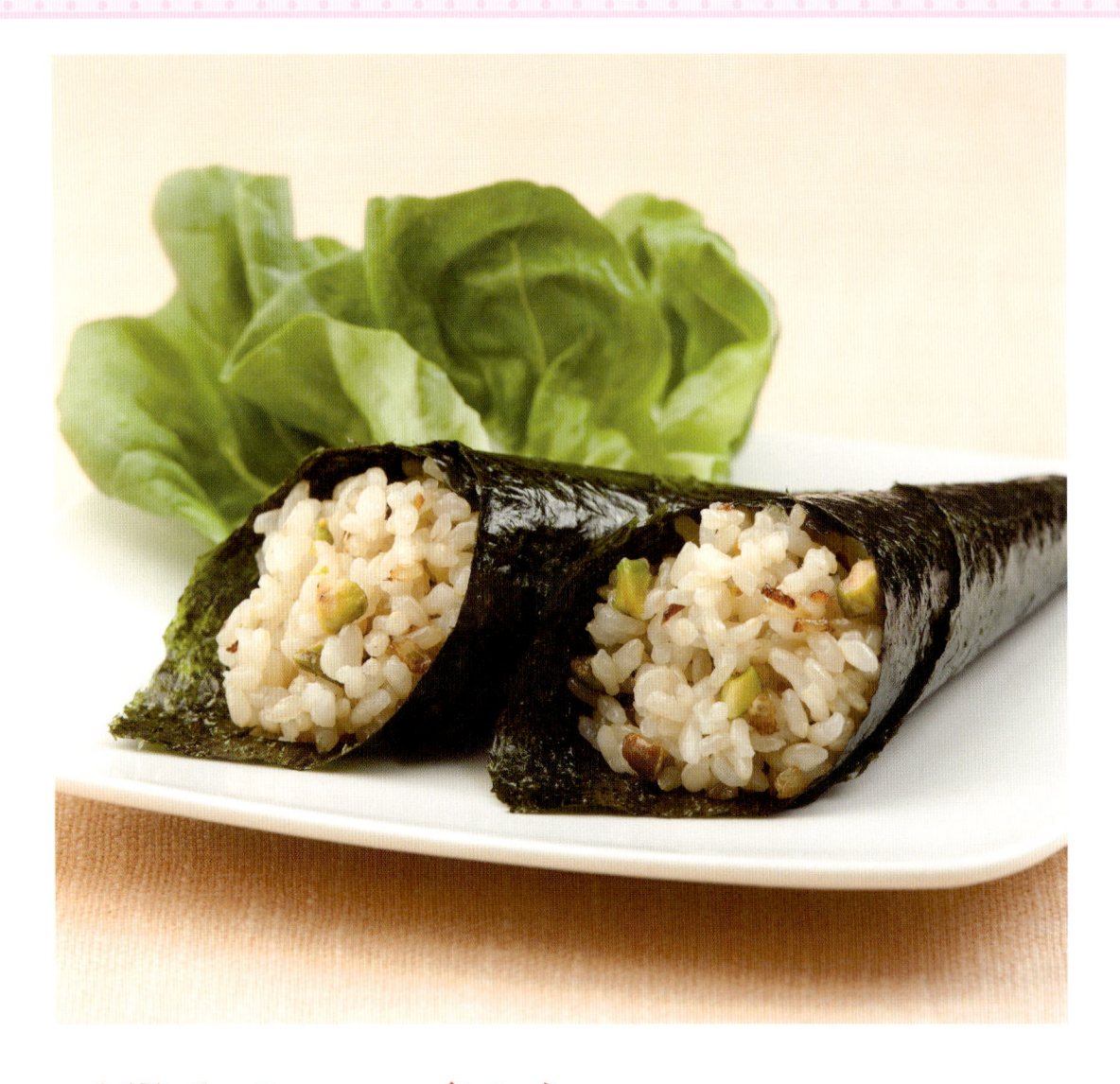

Wito food contlol

手巻きナッツごはん

☞ 材料

玄米(炊いたもの) ……80g
ピスタチオ(粗みじん) ……5粒
玉ねぎ(みじん切り) ……小さじ1
オリーブオイル……小さじ1/2
塩……少々
こしょう……少々
海苔(手巻き用)……2枚
サラダ菜(飾り用)……2枚

☞ 作り方

❶フライパンを熱し、オリーブオイルを入れたら玉ねぎをあめ色に炒める。ピスタチオを加え軽く炒め合わせる。塩、こしょうで調味する。
❷ボウルに玄米と❶を入れ、全体を混ぜ合わせる。
❸海苔に巻いて食べる。

One Point!

お弁当にして持っていくのにおすすめな1品。レタスを一緒に巻いたりアレンジは多種多様!

塩もみきゅうり アレンジメニュー3種

基本
きゅうり（3ミリ輪切り）……1本
塩……ひとつまみ

☞作り方
❶きゅうりに塩をふって15分ほど置いておく。
❷きゅうりから出た水分を絞る。

One Point!
きゅうりは、栄養価が高い食材ではありませんが、身体を冷やしてくれる食材なので、暑い夏におすすめの食材です。

アレンジその❶
しらすの酢漬け（56ページ）……1/2量
塩もみきゅうり……1/2量
＋しょうゆ……少々

アレンジその❷
チャイニーズきくらげ（57ページ）……1/2量
塩もみきゅうり……1/2量

アレンジその❸
ねぎ塩だれ（56ページ）……大さじ1
塩もみきゅうり……1/2量

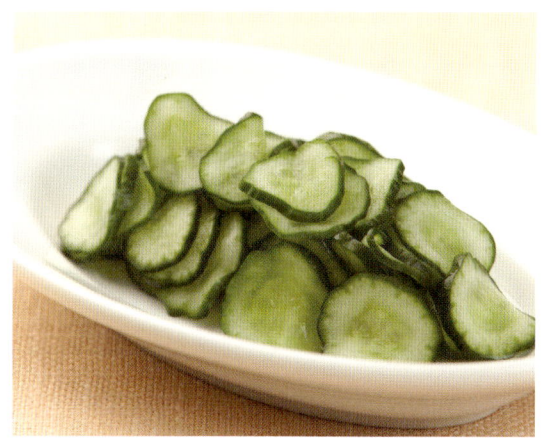

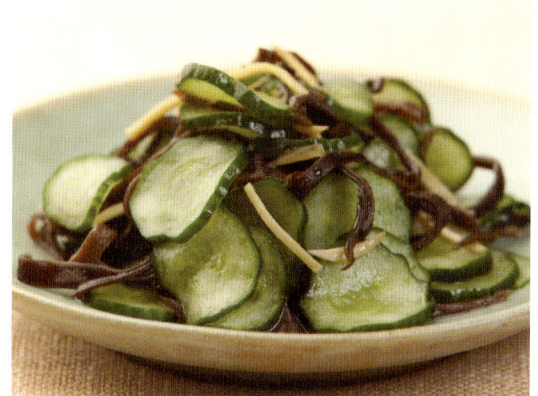

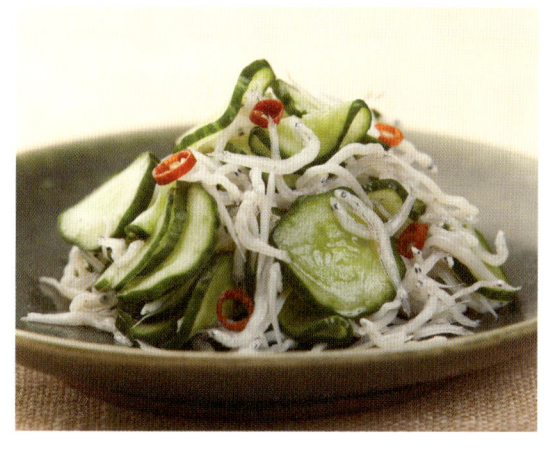

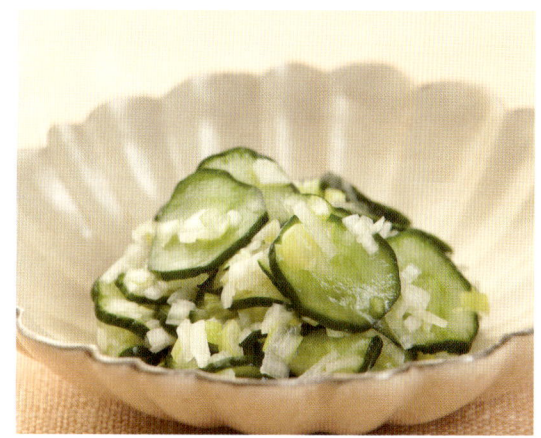

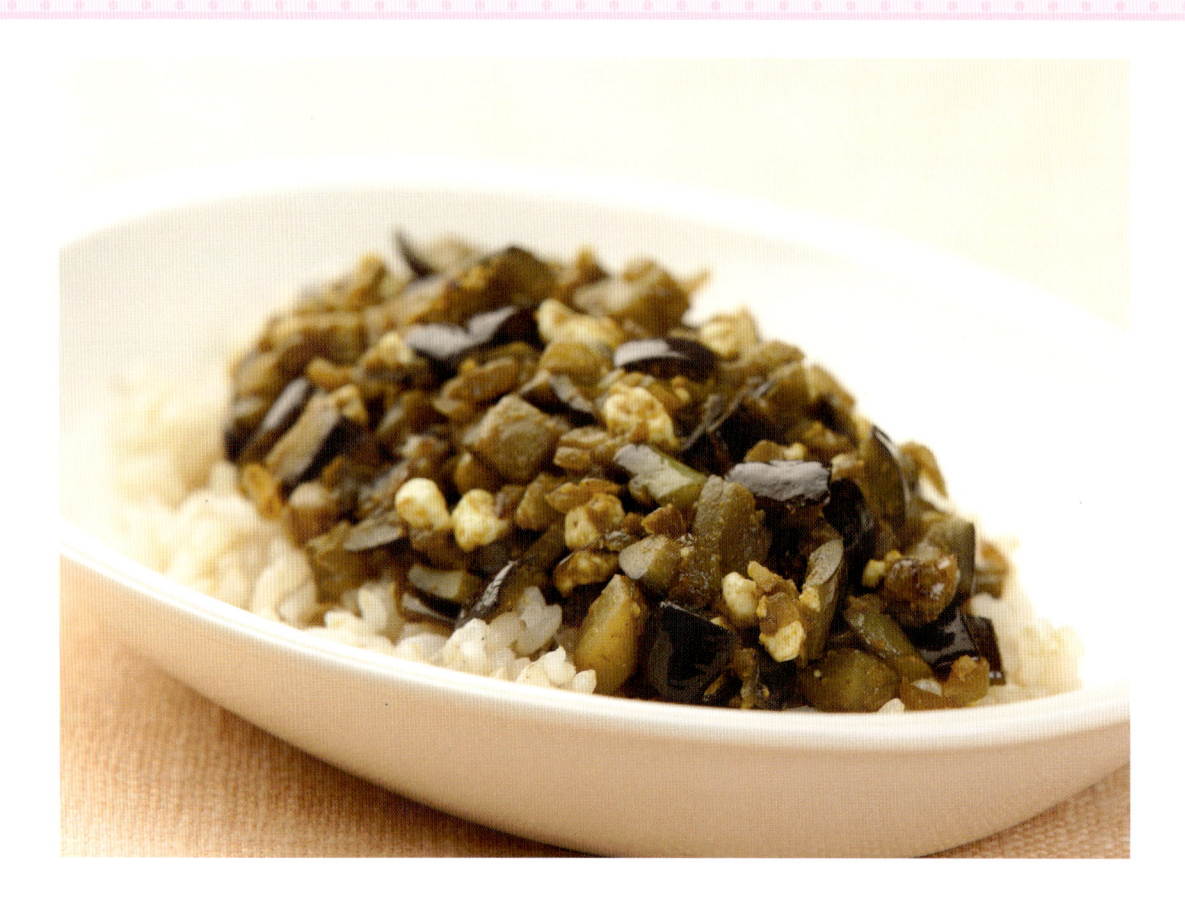

蒸しなすのドライカレー

☞ 材料

にんにく（みじん切り）
　　　　　　……小さじ1/2
カレー粉……小さじ1
オリーブオイル……小さじ1
塩……小さじ1/2
しょうゆ……小さじ1/2
酒……大さじ1
カッテージチーズ……大さじ2
玄米（炊いたもの）……80g
なす……2本
玉ねぎ（みじん切り）
　　　　　　……1/4個
しょうが（みじん切り）
　　　　　　……小さじ1/2

☞ 作り方

❶なすはへたをとり、1cm角に切る。ボウルに入れ、ラップをふんわりとかけてレンジで2分加熱する。
❷フライパンを熱し、オリーブオイルを入れ、にんにく、しょうがを加えて香りが出たら、玉ねぎを加えあめ色になるようよく炒める。
❸❶のなすを加えてさらに炒め、全体がしんなりとしたら、カッテージチーズを加え、酒、カレー粉、塩、しょうゆで調味する。
❹皿に玄米を平に盛りつけ、❸をかける。

One Point!

なすは、生体調節機能が優れているといわれています。水分をたくさん含んでいるなすは漬物にするのに向いている野菜です。

ゆで鶏スープかけごはん

☞ 材料

玄米（炊いたもの）……50g
ゆで鶏（19ページ）（食べやすい大きさに切っておく）……30g
ゆで鶏スープ（19ページ）……150cc
ナンプラー……小さじ1
みつば（茎：みじん切り）……2本
白いりごま……少々
こしょう……少々

☞ 作り方

❶ゆで鶏スープを温めて、塩で調味する。
❷お椀に玄米をよそい、ゆで鶏をのせ❶のスープをかける。
❸みつば、白いりごま、こしょうをかける。

One Point!

ゆで鶏スープかけごはんのスープに少量のしょうがを入れてもアクセントとなり美味しいです。

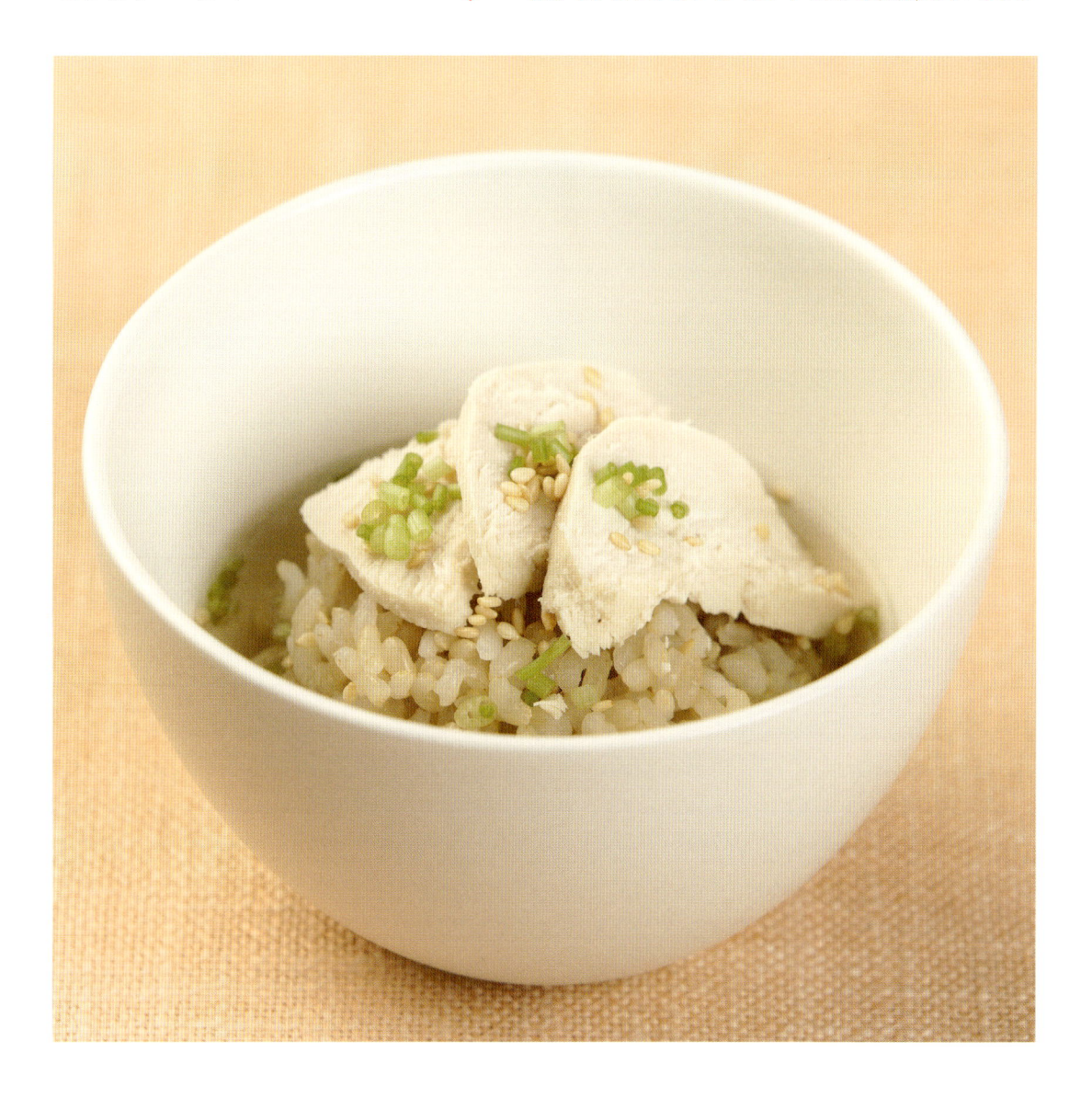

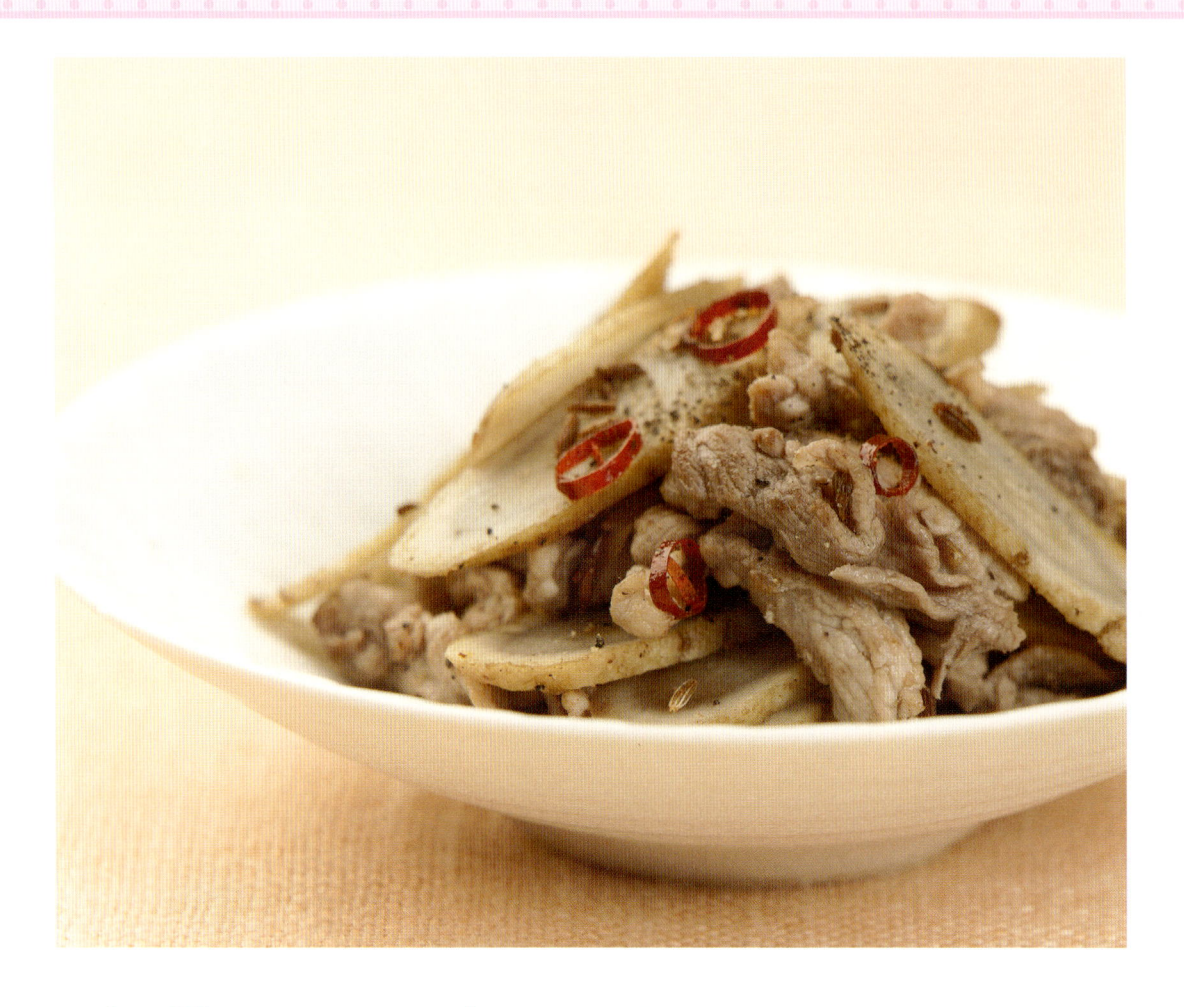

ごぼうのスパイス炒め

☞ 材料

ごぼう（皮をこそいで斜め薄切りして水にはなしておく）……50g
豚もも肉（薄切りまたは千切り）……30g
クミンシード……小さじ1/4
赤唐辛子（小口切り）……少々
塩……小さじ1/4
オリーブオイル……小さじ1/2
こしょう……少々

☞ 作り方

❶耐熱ボウルにごぼうを入れ、ふわっとラップをして、レンジで1分加熱する。
❷フライパンにオリーブオイルを入れ、クミンシードを加えて加熱する。香りが立ってきたら赤唐辛子を入れる。
❸❷に豚肉を入れて、かりっと焼く。❶のごぼうを加えてさらに炒める。
❹最後に、塩とこしょうで調味する。

One Point!

クミンシードは、インド料理や肉の臭み取りでお馴染みの香辛料ですが、味にくせがあります。

ごぼうの海苔きんぴら

☞ 材料

ごぼう（5cm長さ、マッチ棒状に切る）
　　　　　　　　……60g（約1/3本）
赤パプリカ（太めの千切り）……1/4個
生ハム（食べやすい大きさ・6等分位に切る）……1枚
にんにく（たたいておく）……1かけ
焼き海苔……1/4枚
赤唐辛子（へたの部分を切って、中の種をとって輪切り）……小1本
ごま油……小さじ1/2
しょうゆ……小さじ1
酒……小さじ1/2
合成甘味料……小さじ1/2

☞ 作り方

❶鍋でごま油を熱し、にんにく、唐辛子を入れて少し香りが出たらごぼうと赤パプリカを入れて炒め合わせる。
❷全体に油がなじんだら、生ハムを加えてさらに炒める。
❸生ハムに火が通ったら、しょうゆ、酒、合成甘味料で調味する。
❹火を止めたら焼き海苔を大きめに手でちぎって軽く和える。

One Point!

ごぼうのかわりにれんこんを使ってもOKです！

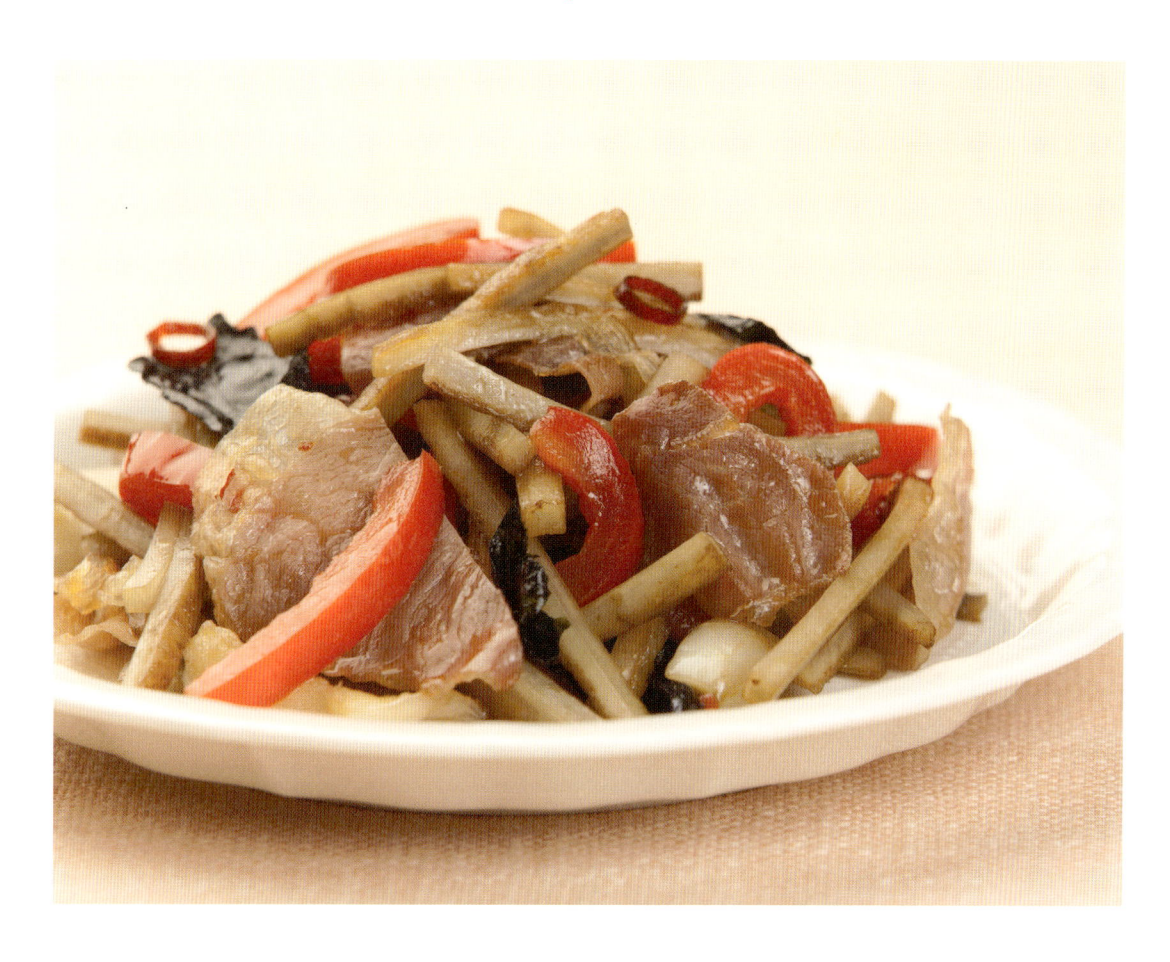

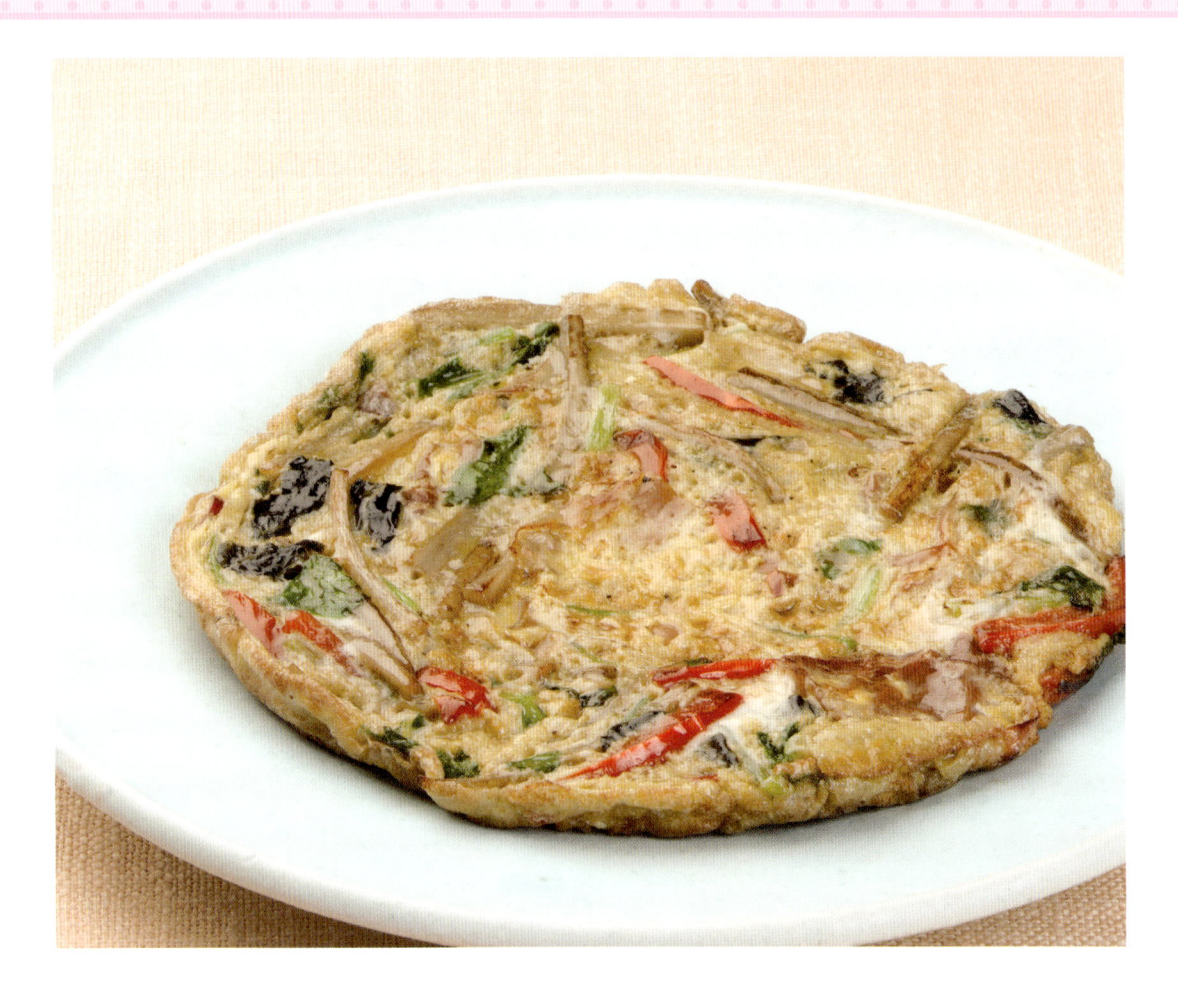

きんぴらとみつばのトルティージャ

☞ 材料

ごぼうの海苔きんぴら（73ページ）……1単位分
卵……2個
みつば（ざく切り）……5本
こしょう……少々
オリーブオイル……小さじ1/2

☞ 作り方

❶ボウルに卵を入れてよく混ぜておく。
❷❶にごぼうの海苔きんぴら、みつば、こしょうを入れて全体を混ぜ合わせる。
❸小さめのフライパンにオリーブオイルを入れ、よく熱したら❷を一気に流し入れたら中心部分を菜箸などでぐるぐると10回くらい円を描き、卵に火を通す。平に形を整え、弱火で両面を焼き、中まで火を通す。

One Point!

トルティージャとは、スペイン風オムレツです。基本的なトルティージャはじゃがいもと玉ねぎを、たっぷりのオリーブオイルで炒めます。

おくらと小海老の和風スープカレー

☞ 材料

おくら（1cmの小口切り）
　　　……3本（小さければ4本）
小海老（粗みじん）……5匹
かつおだし（18ページ）
　　　　　　　　　　……300mℓ
カレー粉……小さじ2
しょうゆ……小さじ1
塩……少々

☞ 作り方

❶鍋を火にかけ、小海老を乾煎りする。かつおだしと水50ccを加えて火にかけ、沸いたらおくらを入れ煮込む。

❷カレー粉、しょうゆ、塩で調味する。

One Point!

さっぱりな和風スープカレー。具材を変えても美味しくいただけます。

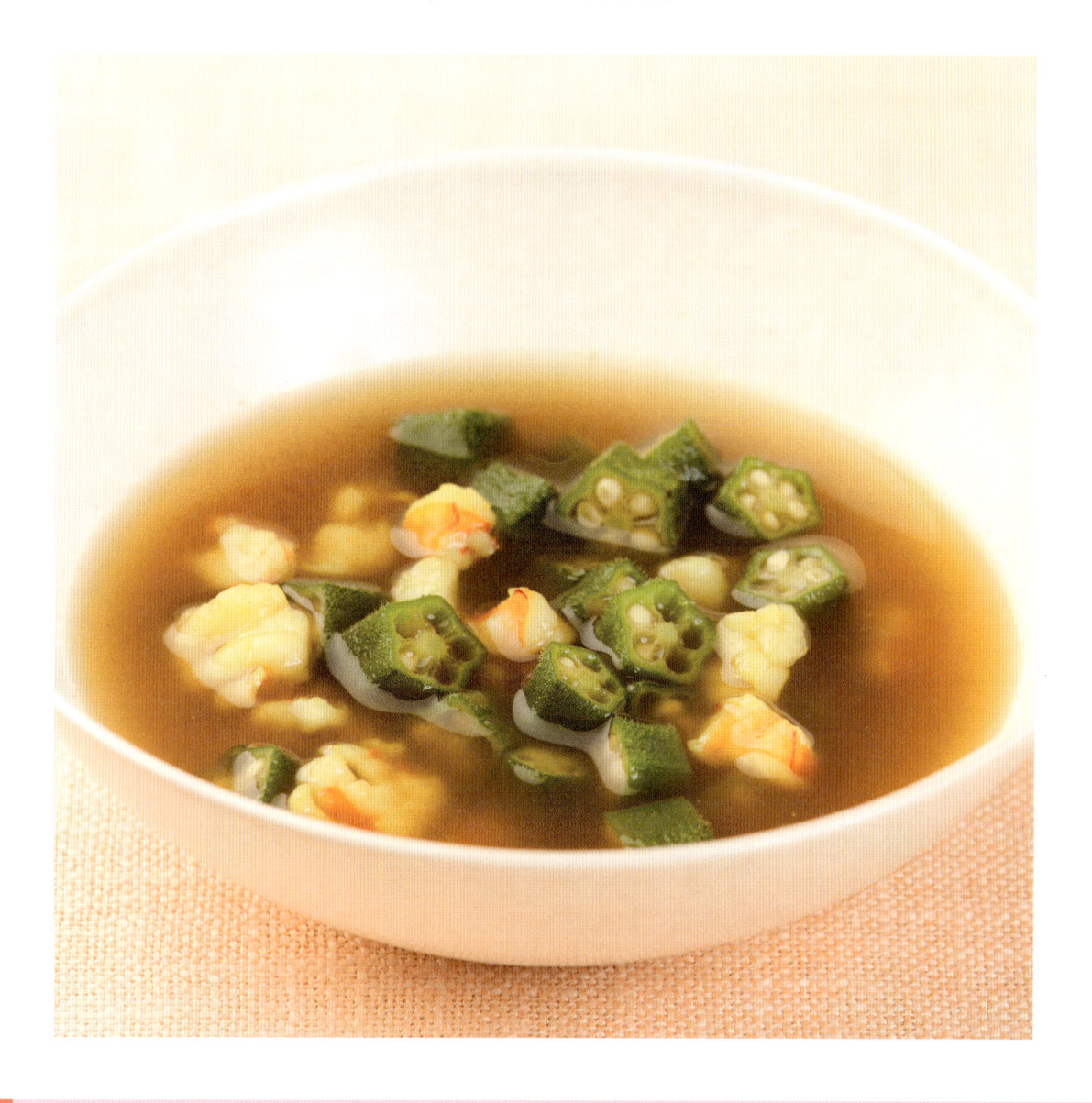

ブロッコリーのシンプルスープ

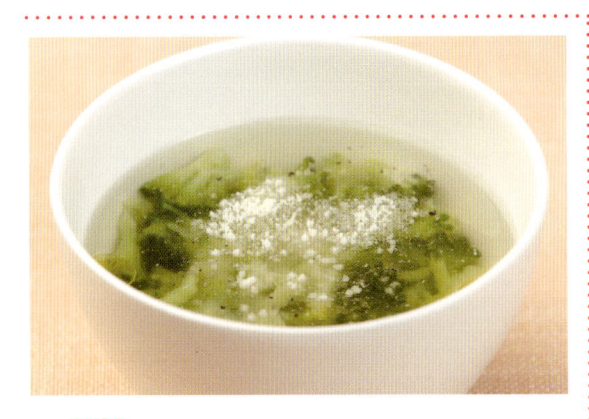

☞ 作り方
❶ 鍋に昆布だしとブロッコリーを入れて火にかける。
❷ ブロッコリーがつぶせる程度までやわらかくなったら木べらなどで粗くつぶす。塩、こしょうで調味する。
❸ 器に盛り、食べるときにお好みでオリーブオイル、粉チーズをふりかけていただく。

One Point!
ブロッコリーは、カロテン・ビタミンC・食物繊維・鉄などの栄養をたくさん含んでいる栄養の優等生！

☞ 材料
ブロッコリー（小房にわける）……50g（約1/4個）
昆布だし……300㎖
塩……少々
こしょう……少々
オリーブオイル（好みで）……少々
粉チーズ（好みで）……少々

セロリの塩豚スープ

☞ 作り方
❶ 鍋に塩豚のスープを入れ火にかけ、沸いたらセロリと塩豚を加える。
❷ セロリの食感が少し残る程度まで火にかけ、塩、こしょうで調味する。

One Point!
塩豚の活用法です。塩豚をそのまま素焼きでも十分美味しいですが、一工夫するのもお料理が楽しくなりますね。

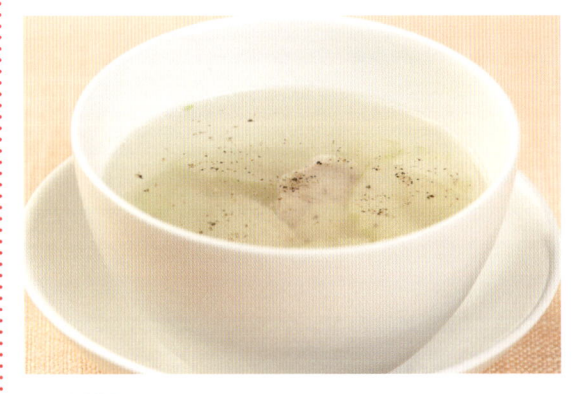

☞ 材料
セロリ（斜めに薄切り）……20g
塩豚（19ページ）（食べやすい大きさに切る）……30g
塩豚スープ（19ページ）……250cc
塩……適宜→スープに塩分がついているので、味をみて足りなければ加える。
こしょう……少々

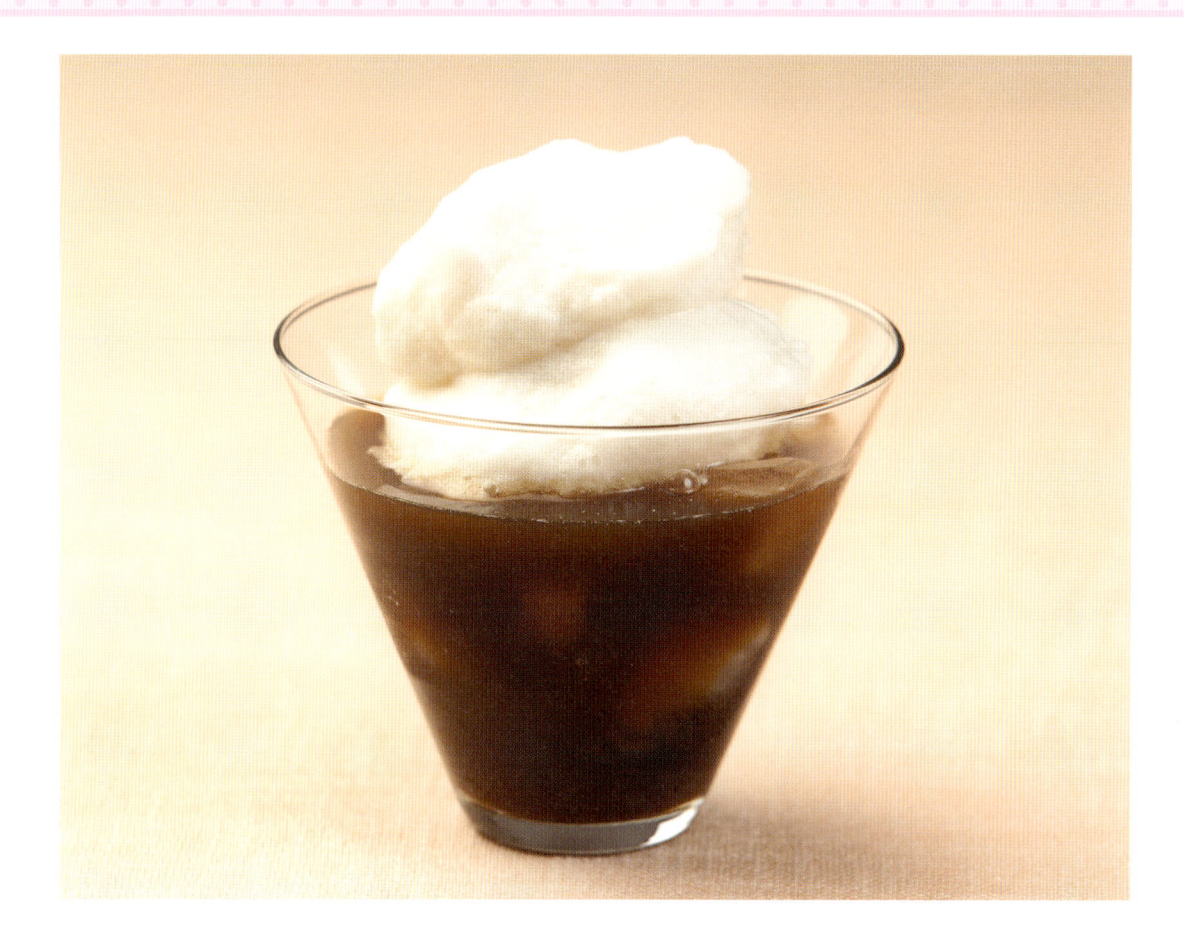

コーヒーメレンゲフロート

☞ 材料

コーヒー（好みの濃さに入れたコーヒー、アイスのときは倍の濃さにして氷を入れたグラスの中に淹れたてのコーヒーを注ぎ入れ急冷させる）……1杯分
卵白（生食するのでできるだけ新鮮なもの）
……1/2個
合成甘味料（ラカント）
……小さじ1/2

☞ 作り方

❶ コーヒー（温、冷どちらでも好みで）をカップかグラスに用意しておく。
❷ きれいに拭いたボウルに卵白と合成甘味料を入れてピンと角が立つまで（あればハンドミキサーで）固く泡立てる。
❸ ❷をアイスクリームのように丸くすくって❶の上にのせる。
● メレンゲにコーヒーを染み込ませながら食べるように飲むのがおすすめ。

One Point!
メレンゲを作るときの注意点！ 卵白は冷えているものを使うとGOOD。あと、ボウルなどは絶対にぬれていたりしたら駄目‼ あわ立たなくなってしまいます。

白黒ごま豆腐

☞ **材料**

絹豆腐（充てん豆腐）……50g×2
※デザートで豆腐を使うときは充てん豆腐がおすすめ。水分も少なく、長期保存もできるので冷蔵庫にストックしておくとデザートを食べたいときに手軽に作ることができる。

❖ 白ごまミックス

白すりごま……小さじ1強
塩……ほんのひとつまみ（極少量）
→甘みを引き立てるため使用
合成甘味料（ラカント）……小さじ1/2

❖ 黒ごまミックス

黒すりごま……小さじ1強
塩……ほんのひとつまみ（極少量）
合成甘味料（ラカント）……小さじ1/2

❖ 抹茶ソース

（混ぜる比率）
抹茶：湯：合成甘味料（ラカント）
→1：2：ひとつまみ

☞ **作り方**

❶ 白ごま、黒ごまの材料をそれぞれ混ぜておく。
❷ 充てん豆腐は型で抜き、キッチンペーパーなどで水分を切っておく。
❸ ❷に抹茶ソースをかけ、それぞれの豆腐の上に白ごまミックス、黒ごまミックスをふりかける。

2個分
※直径6cmの型で高さ約3cmで抜くと約50g分。型で抜いたり挟んだりしなくても、ごまミックスをのせるだけでもいい。

One Point!

お豆腐もたくさん種類があります。
　デザート感覚で食べられるものとして、豆腐花（豆乳＋にがり）、ごま豆腐（黒ごま豆腐がおすすめ）や、ジーマーミ（落花生）豆腐、くるみ豆腐など様々です。

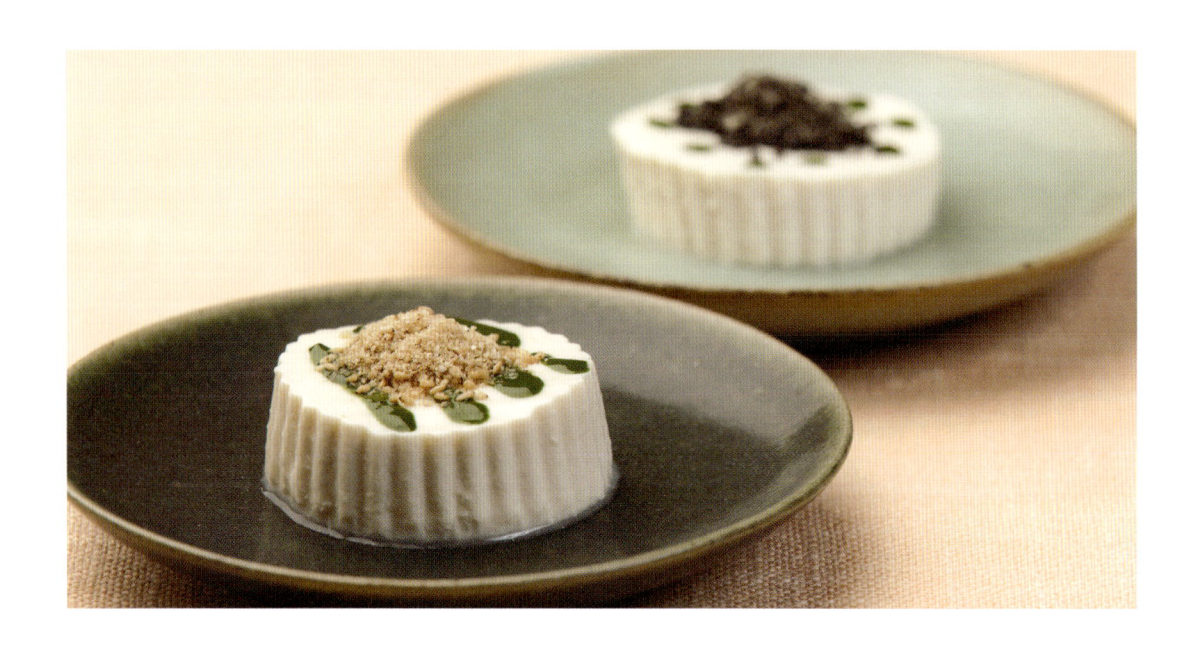

アボカドのティラミス風

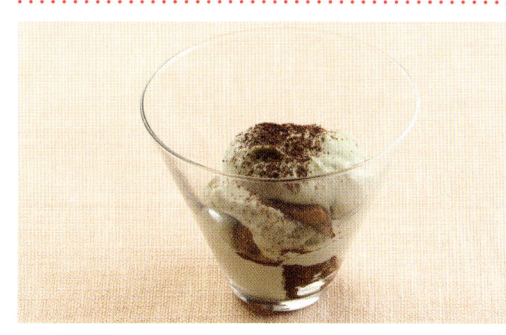

☞ 材料
アボカド……60g（約半個分）
プレーンヨーグルト（無糖）……250cc
合成甘味料（ラカント）……小さじ1
車麩（小）（乾燥したまま一口大に切る）……1個半
❖ コーヒー液
コーヒー（インスタント）……小さじ1
湯……大さじ1と1/2
合成甘味料……小さじ1/2
無糖ココアパウダー……少々

☞ 作り方
❶ キッチンペーパーを敷いたボウル型のざるなどにヨーグルトを入れて一晩水切りしておく。
❷ コーヒー液を混ぜ合わせ、車麩を浸しておく。
❸ ミキサーにアボカド、❶のヨーグルト、合成甘味料を入れ、なめらかなクリーム状にする。
❹ 器に❷と❸を交互に重ねる。
❺ 茶こしに少量のココアパウダーを入れて、❹の上からふりかける。

One Point!
アボカドは完熟したものを使うとGOOD。
ヨーグルトを水切りすると水分が抜けてクリームチーズの様な状態になるのでしっかり水を切っておきましょう。

棒寒天のすだちシロップがけ

☞ 作り方
❶ 棒寒天を一口大にちぎって、たっぷりの水に5分ほど浸し、水気を絞っておく。
❷ ボウルにシロップの材料を入れてすだち（1／2個）を絞る。
❸ ❷に❶の寒天、スライスしたすだち、ラム酒を加えマリネする。
❹ 冷蔵庫で冷やしていただく。

One Point!
寒天は、カロリーゼロでも、8割が食物繊維でそれ以外にカルシウムや鉄分、カリウムなどの微少ミネラルを含んでおり、栄養はゼロではありません！

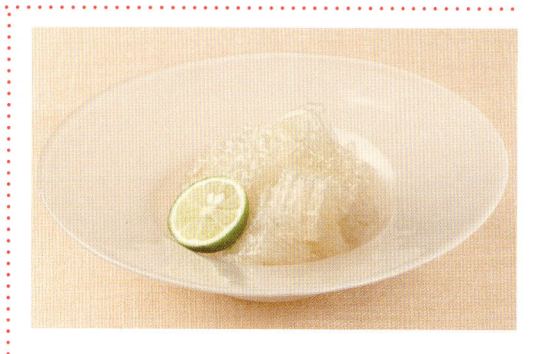

☞ 材料
棒寒天……1/2本
すだち……1個（半分は横に薄切り、もう半分は果汁をシロップに加える）
❖ シロップ
合成甘味料（ラカント）……大さじ1/2
水……大さじ1/2
ラム酒（好みで）……2〜3滴

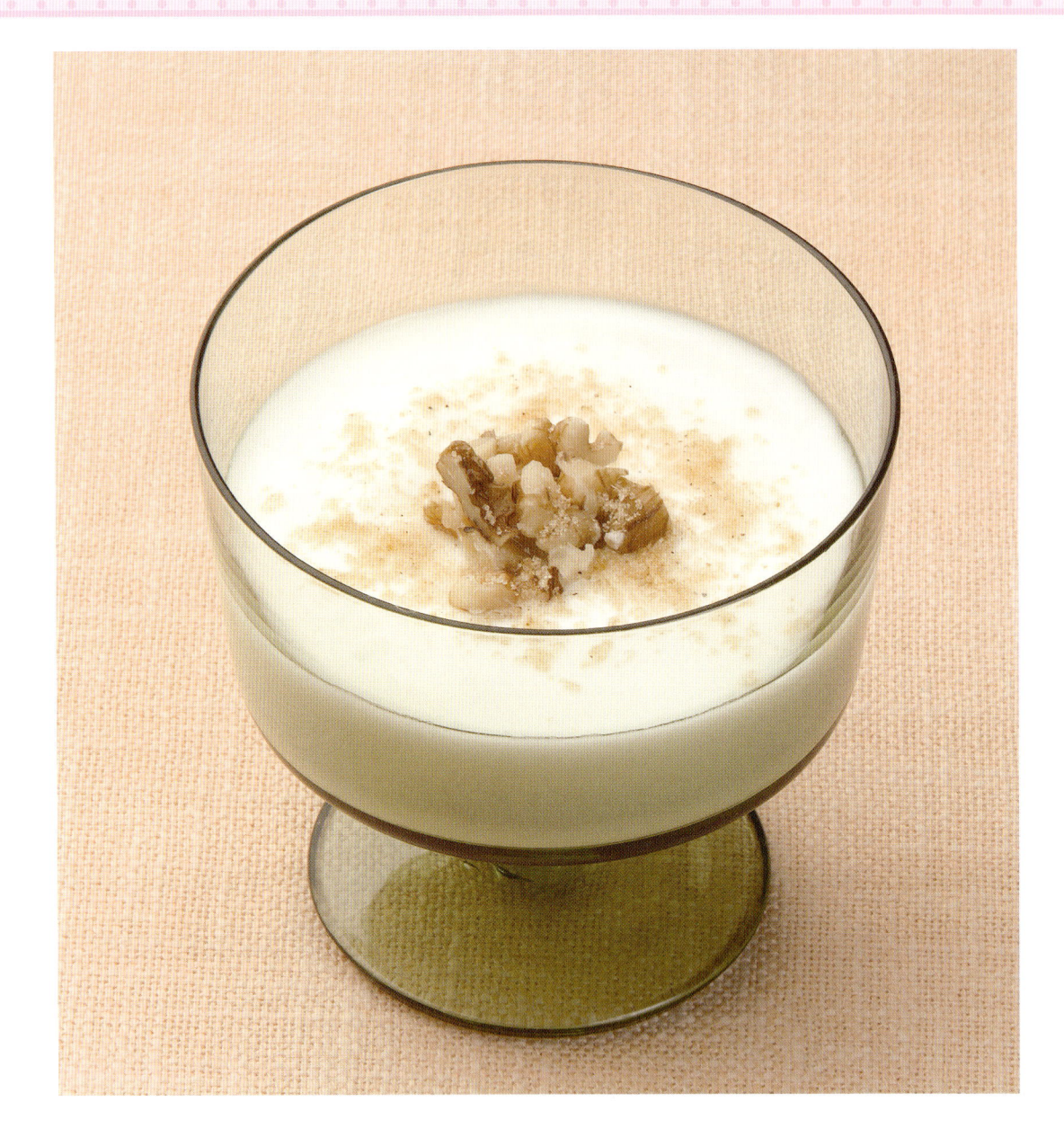

カルダモンヨーグルト

☞ 材料

プレーンヨーグルト（無糖）……80g
カルダモンパウダー……少々
合成甘味料……小さじ1/2
くるみ（乾煎りして粗く刻んでおく）
　　　　　　　　……大さじ1/2

☞ 作り方

❶ヨーグルトを器に盛り、カルダモン、合成甘味料、くるみをふりかけいただく。

One Point!
カルダモンパウダー以外にも様々なパウダーを使ってアレンジしてもいいですね！

PART 3

引き締まったボディを作る
かんたんエクササイズ

Lvito body design

最短最速で最高の効果を！自宅でできるトレーニング

PART1で解説したように、いくら食事に気をつかっても、筋肉を維持・成長させなければ、脂肪が増えるだけ。自宅でも手軽にできるトレーニングを習慣にしましょう！

トレーニングで気をつける3つのポイント

ただやみくもにトレーニングをするのではなく、より短時間で効果をあげる工夫をしなければなりません。

リビトでは専門のトレーナーがこれをサポートしますが、自宅で行う場合には、主に次の3つのポイントに注意しましょう。

①フォームをくずさない

常に正しいフォームをこころがけましょう。疲れてくるとどうしてもフォームがくずれがちです。そうなると、筋肉の部位に負荷を伝えることができません。常に意識してフォームのチェックを行いましょう。

②鍛える筋肉を意識して行う

①とも連動しますが、鍛えようとする筋肉を特に意識することで、その部位に負荷がかかっているのかどうかわかるはずです。また、意識することで、そ

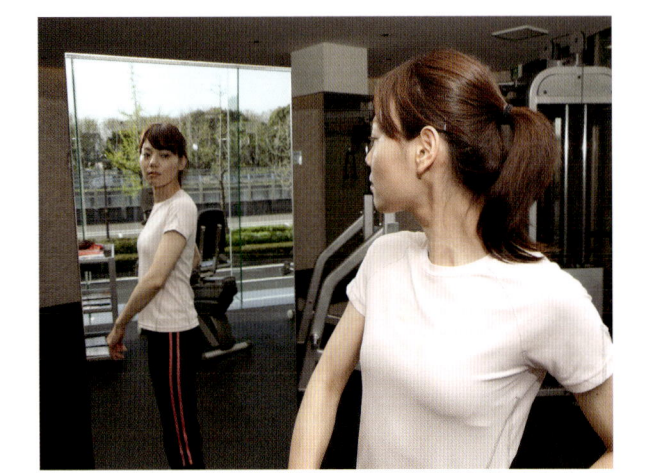

のトレーニング種目の意義もよりしっかりと感じられ、集中力も高まるのです。

③ それぞれにあった限界の重さをチョイスする

筋肉を大きくするために、負荷をかけて、今ある筋肉を破壊しなければなりません。破壊された筋肉は、タンパク質を使って、自身を修復しようとします。この過程で筋肉はより大きくなっていくのです。

筋肉を破壊するには、今の限界を少し超える程度の負荷をかける必要があります。限界を越えなければ、維持はできても筋肉が大きくなることはありません。

ここでいう限界とは、トレーニングをしていて「もうこれ以上できない、上がらない」というポイントをいいます。

人それぞれに、限界は違います。Aさんなら100キロ、Bさんなら20キロが限界。負荷は違っても、それぞれの辛さは同じです。Aさんが70キロの負荷でトレーニングをしても、筋肉の増量は期待できません。逆にBさんが70キロの負荷でトレーニングした場合、怪我をしてしまいます。

自分の限界を知り、それを少し超えるトレーニングを続けながら、自分の限界値を上げていく、そういうトレーニングが効果的です。

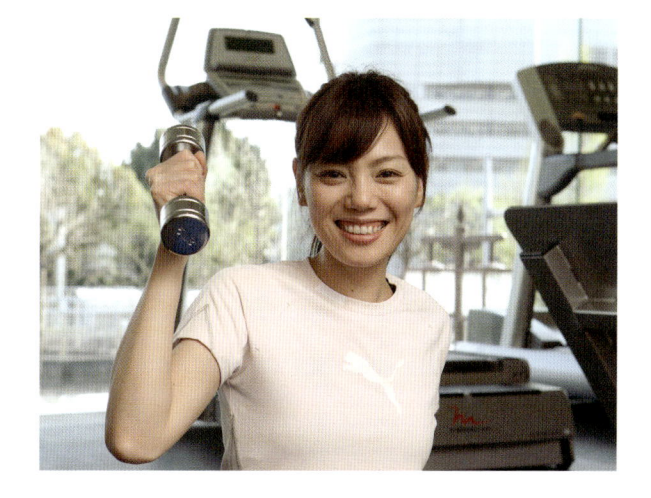

プッシュアップ
【大胸筋】

いわゆる胸板といわれる筋肉（大胸筋）を鍛えることにより、男性であればよりたくましい胸板を作ることが可能になります。女性であればバストアップ効果に一役買ってくれる種目になるので、ぜひ毎回のワークアウトに取り入れたい種目の一つです。

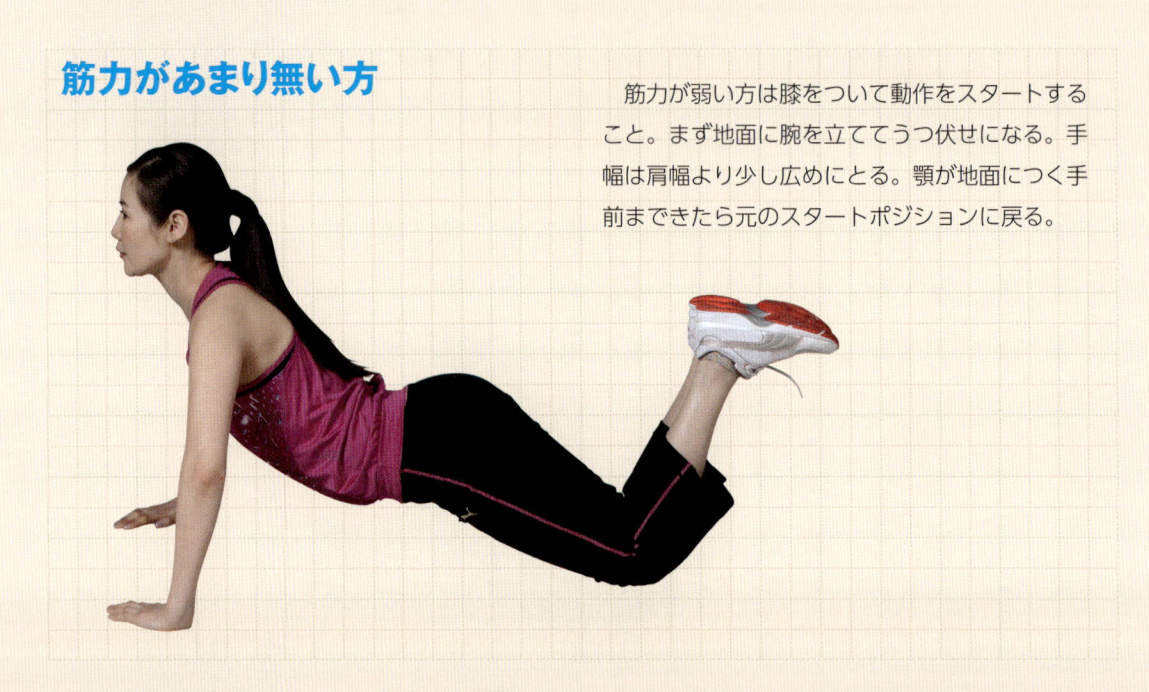

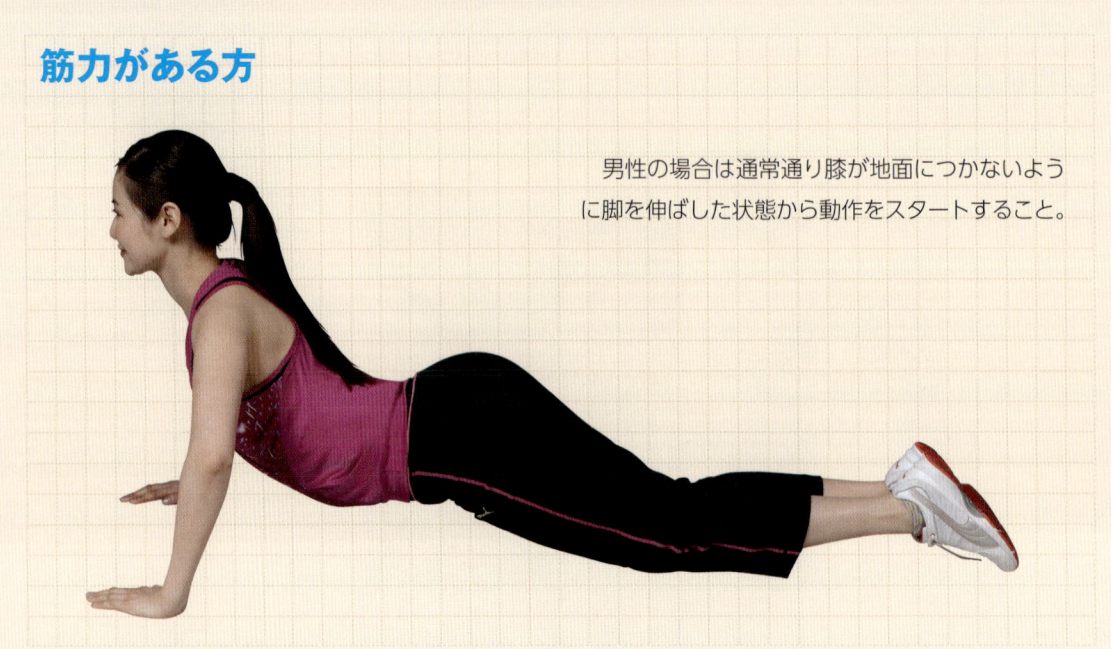

筋力があまり無い方

筋力が弱い方は膝をついて動作をスタートすること。まず地面に腕を立ててうつ伏せになる。手幅は肩幅より少し広めにとる。顎が地面につく手前まできたら元のスタートポジションに戻る。

筋力がある方

男性の場合は通常通り膝が地面につかないように脚を伸ばした状態から動作をスタートすること。

ワンハンドダンベルロウイング
【広背筋】

広背筋を鍛えることにより、男性であればいわゆる逆三角形の身体を作ることが可能になります。女性であればウエストのシェイプラインを一段と際立たせることが可能になる種目です。

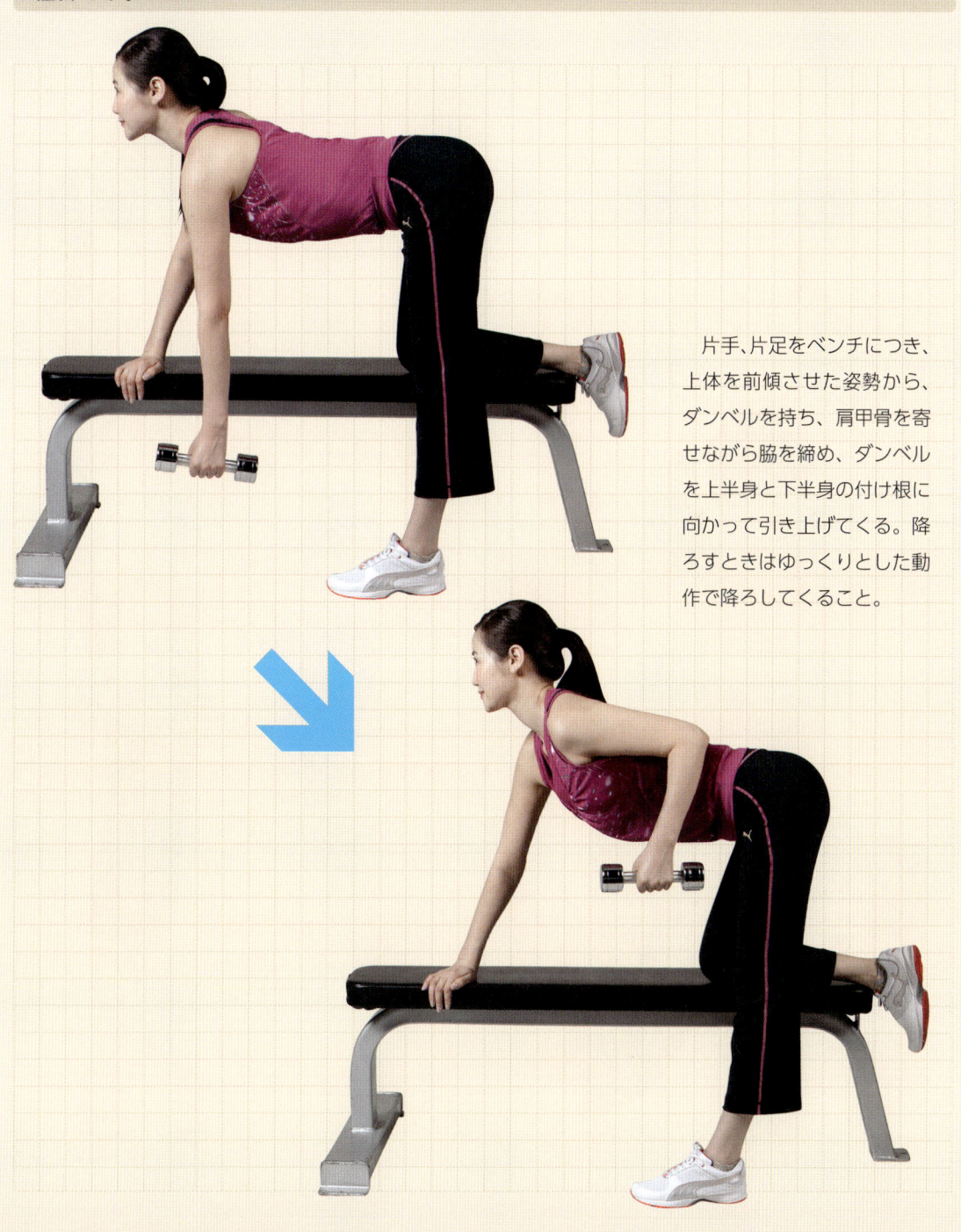

片手、片足をベンチにつき、上体を前傾させた姿勢から、ダンベルを持ち、肩甲骨を寄せながら脇を締め、ダンベルを上半身と下半身の付け根に向かって引き上げてくる。降ろすときはゆっくりとした動作で降ろしてくること。

ダンベルレッグランジ
【大腿四頭筋・大臀筋】

大臀筋を鍛えることにより、ヒップアップさせることが可能になります。女性であればぜひ毎回のワークアウトに取り入れたい種目の一つです。

片脚を一歩前に踏み出し、重心を前方にかけて、腰を落とす、もとの位置に戻る時は重心を後にかけて戻ること（筋力が無い方はダンベルを持たず自分の重みで行うこと）。

背筋を伸ばして脚を肩幅くらいにして立つ。これがスタートポジションの位置になる。

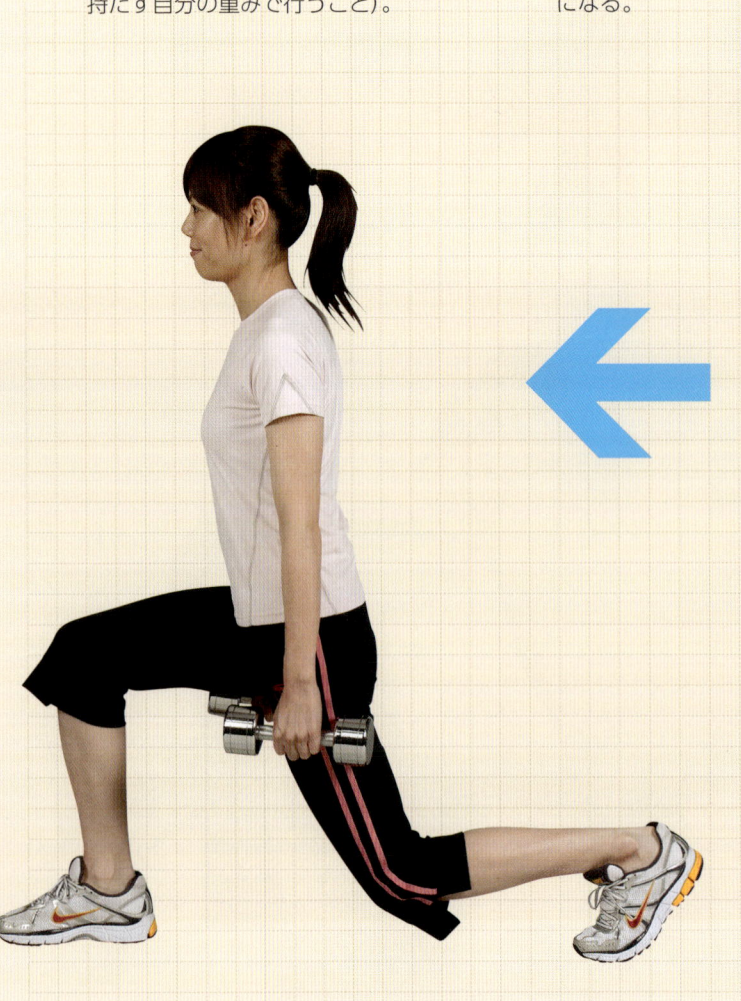

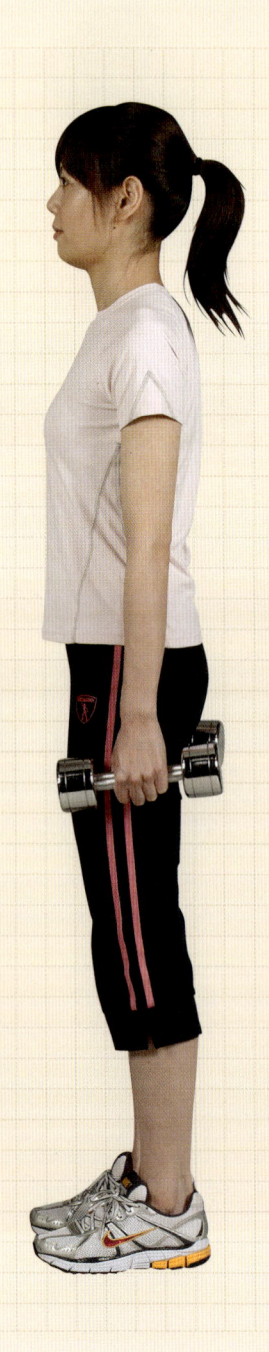

トライセプスダンベルキックバック
【上腕三頭筋】

上腕三頭筋はいわゆる二の腕のたるみが出てくる、二の腕の後側についている筋肉です。ここの筋肉が付くと腕周りがシェイプアップされて、より引き締まった腕になります。

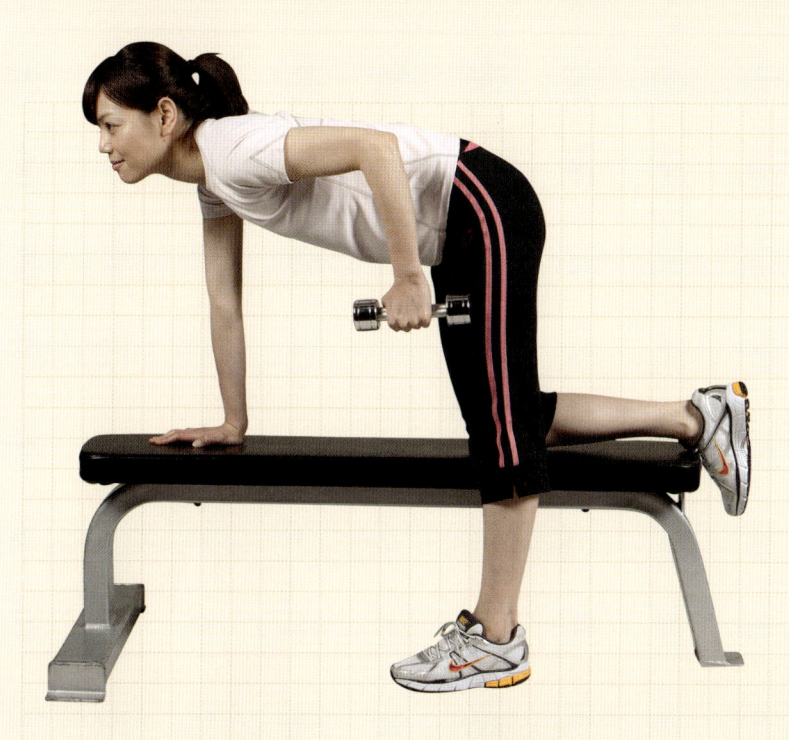

筋力が弱い方は膝をついて動作をスタートすること。まず地面に腕を立ててうつ伏せになる。手幅は肩幅より少し広めにとる、顎が地面につく手前まできたら元のスタートポジションに戻る。

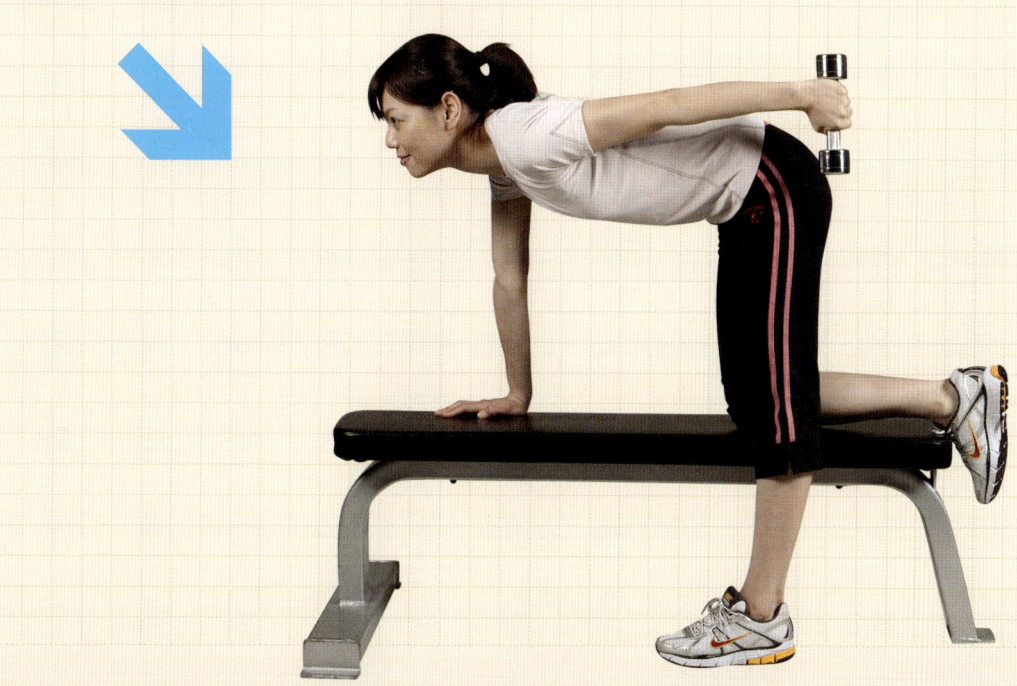

ダンベルカール
【上腕二頭筋】

　いわゆる力こぶの筋肉（上腕二頭筋）を鍛えることにより、女性であればより二の腕をさらにシェイプアップさせることが可能になります。男性であればよりたくましい二の腕を作ることができます。

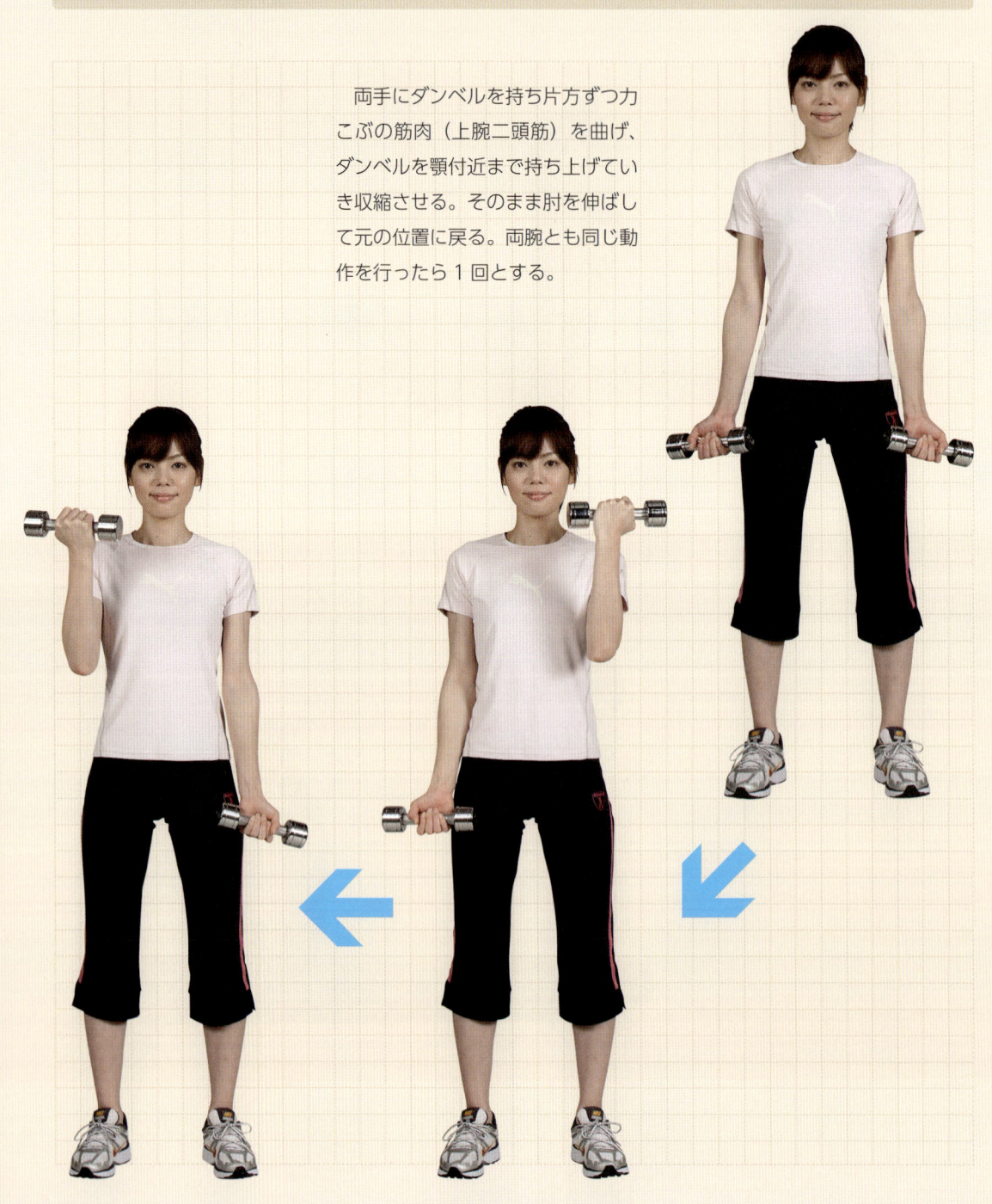

　両手にダンベルを持ち片方ずつ力こぶの筋肉（上腕二頭筋）を曲げ、ダンベルを顎付近まで持ち上げていき収縮させる。そのまま肘を伸ばして元の位置に戻る。両腕とも同じ動作を行ったら1回とする。

ダンベルサイドラテラルレイズ
【三角筋側部】

三角筋を鍛えることにより、女性では鎖骨のラインなどがより綺麗に見え顔を小さく見せることができます。男性の場合であれば肩幅が広がりよりがっしりとしいわゆる広い肩幅を手に入れることができます。

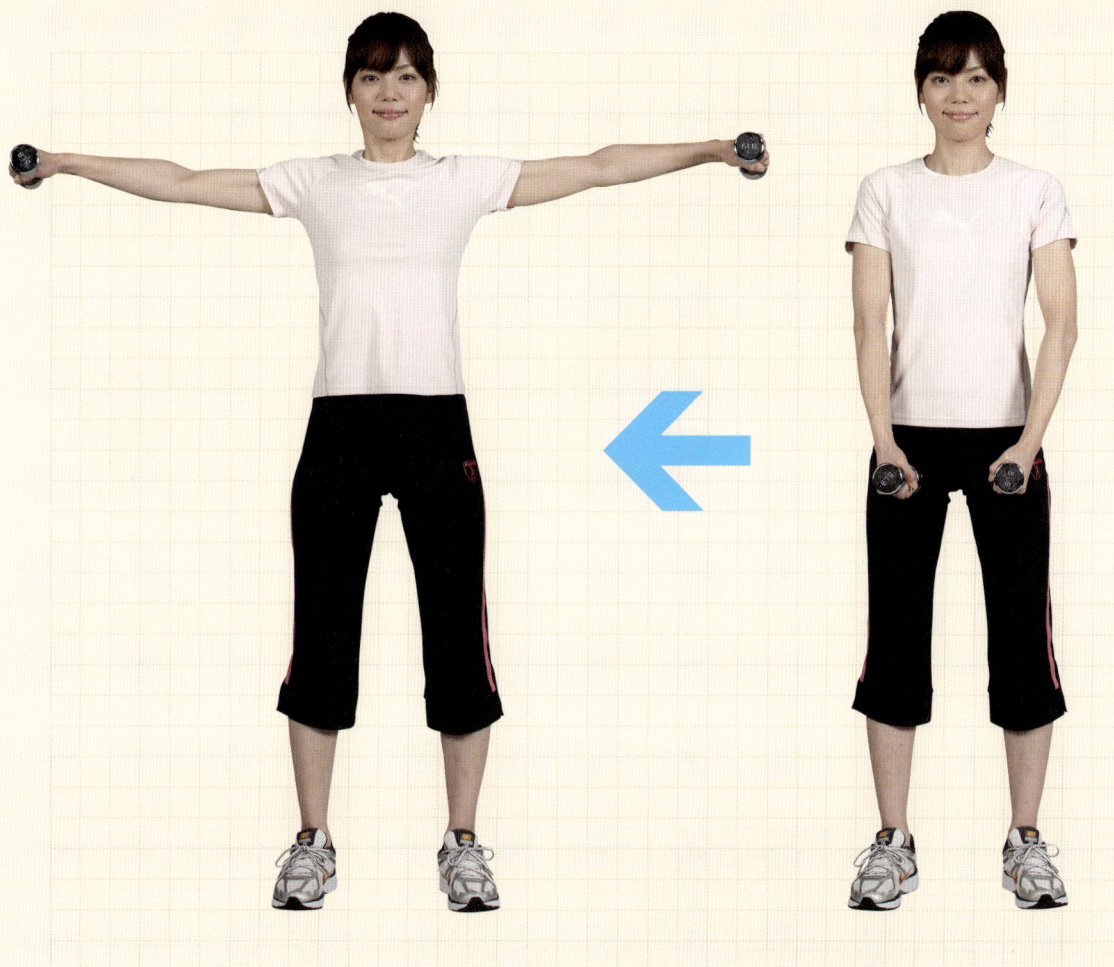

ここから肘を少しだけ曲げた状態で両腕を横に持ち上げてくる。その時に肩の位置よりも少し高い位置まで挙げていき、三角筋を収縮させていく。そこから元の身体の横の位置に戻していく。

両手なダンベルを持ち身体の横（前でも良い）にぶら下げて立つ。これが動作のスタートポジションである。

クランチ
【腹直筋・上部・中部】

いわゆる腹筋（腹直筋）を鍛えることにより、おなか周りをシェイプアップさせることが可能になります。ぜひ毎回のワークアウトに取り入れたい種目の一つです。

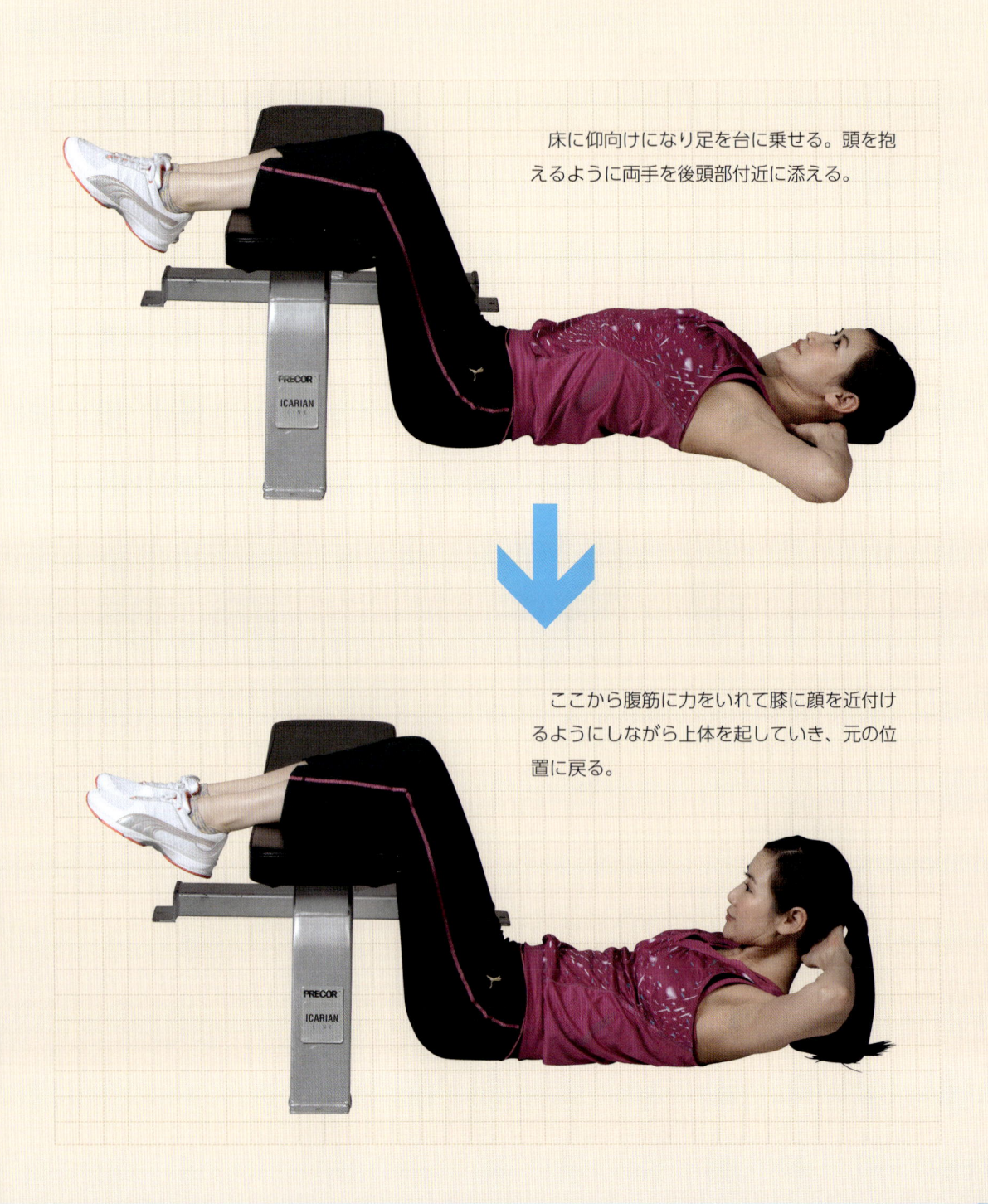

床に仰向けになり足を台に乗せる。頭を抱えるように両手を後頭部付近に添える。

ここから腹筋に力をいれて膝に顔を近付けるようにしながら上体を起していき、元の位置に戻る。

PART3 引き締まったボディを作るかんたんエクササイズ

シーテッドニーアップ
【腹直筋下部】

いわゆる下っ腹（腹直筋下部）を鍛えることにより、ぽっこりおなかを解消できます。この種目は男女ともにぜひ取り入れたい種目の一つです。

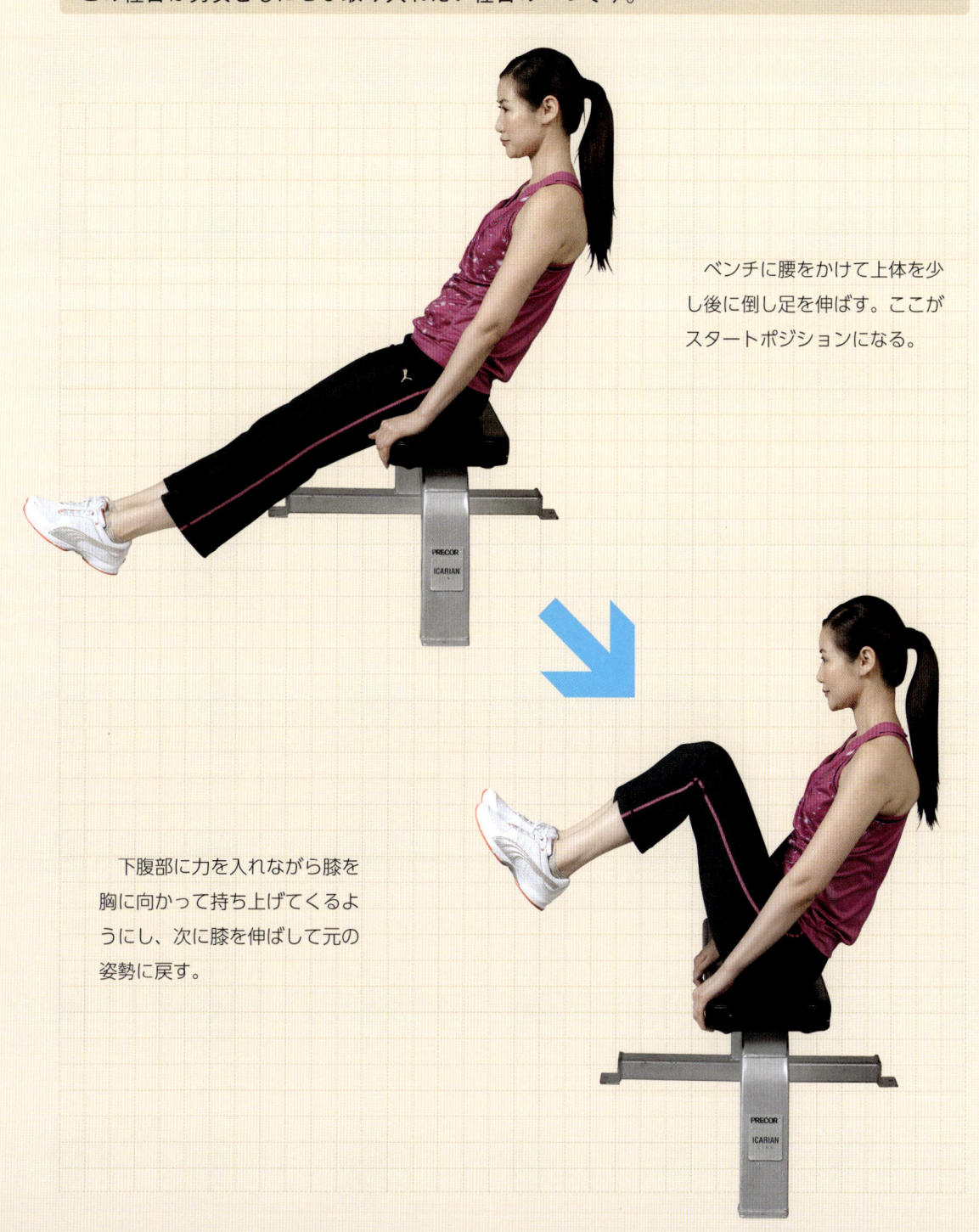

ベンチに腰をかけて上体を少し後に倒し足を伸ばす。ここがスタートポジションになる。

下腹部に力を入れながら膝を胸に向かって持ち上げてくるようにし、次に膝を伸ばして元の姿勢に戻す。

120日やってみよう！
振り返り「ボディデザインシート」

毎日の食事内容と体重、体脂肪を記録するようにしましょう。ダイエットは楽ではありません。苦しいとき、自分の努力を振り返ることで、モチベーションも上がりますよ！

振り返りに活かせる「自分シート」の使い方

リビトでは、基本的に120日を1タームとしてプログラムを構成しています。

リビトのジムでは毎日の食事内容をボディデザイナーに報告するように義務付けていますが、自分で行う場合でも、こうして毎日の取り組みを記入してみましょう。シートは1ページ7日分になっていますので、120日分コピーして活用してください。

記入するうえでの注意点は次の通りです。

❶ 食事は最低3回ですが、できれば朝、昼、夕、夜の4回に分けてください。時間は、8時、12時、16時、20時が目安です（4時間おきがベストです）。

❷ 体重、体脂肪は、できれば朝と寝る前の2回、測定してください。このとき、たとえば朝なら「朝起きてトイレに行った後」「夜布団に入る前」などと、測定するタイミングをそろえるのが理想です。

❸ 週の頭に、7日後の自分をイメージして、ウエスト、ヒップ、二の腕、ふとももサイズを記入してください。7日後にもう一度、結果を記入して成果を見てみましょう。

PART3 引き締まったボディを作る簡単エクササイズ

振り返りに活かせる「ボディデザインシート」
※コピーしてご利用ください。

/	/	/	/	/	/	/	日付
							朝
							昼
							夕
							夜
							体重(朝)(kg)
							体脂肪率(朝)(%)
							体重(夜)(kg)
							体脂肪率(夜)(%)

今週の目標

ウエスト		ヒップ		二の腕		ふともも	
目標	結果	目標	結果	目標	結果	目標	結果
cm	cm	cm	cm	cm	cm	cm	cm

おわりに

本書を読んでいただいて、少しはボディデザインのことを御理解いただけたのではないかと思います。

かっこいい、美しい体を獲得するのは、さほど難しいことではありません。食事もトレーニングも、正しいやり方に気をつけさえすればよいのです。

ただし、何事もそうですが、すべて「楽チン」にとはいきません。少しだけストイックになってください。仕事でも人生でも、ストイックな志を持てる人は成功しています。考えてみれば、仕事ができる人は、ボディデザインにも成功しているように思います。ストイックな美学に少しだけ浸ってみるのも、人生のスパイスとして面白いのではないでしょうか？

どうしても一人では続けられないなら、ぜひ私が経営するリビト（LIVITO）をのぞいてみてください。リビトでは、経験豊富なボディデザイナーが、理想の体作りを全力でサポートしています。

「体重を減らしたい」「体重はそのままで体型を変えたい」など、お客さまのご要望に合わせて、トレーニングから食事まで、マンツーマンで指導しています。

入会されたほとんどの方が、短期間で「6つに割れた腹筋」を達成されます。また、手に入れた美しい体を失いたくないという思いから、自然に食生活や体調管理に意識が行くようになり、結果的に驚異のリバウンド抑止率につながっています。

おわりに

意志の弱さが最大の敵ですよね？　本書がそれを少しでもサポートできたとしたら、こんなにうれしいことはありません。

南原竜樹

会員の声

宮地啓介（みやち　けいすけ）
43歳、会社経営

リビトのトレーニングは決してラクではありませんが、効果はてきめんです。短期間での変身に「その腕どうしたんですか？」と驚く人も少なくありません。この成果を見て、入会した知人もいます。

また肉体面だけでなく、限界を超えるトレーニングをすることによって、仕事においても嫌なことから逃げ出さなくなりました。私は会社を経営していますが、経営者自らこうして自分を追い込んでこそ、人はついてくるのだとも思います。

このハードのトレーニングを、誠心誠意支えてくれるのがリビトのボディデザイナーです。「この人のために頑張りたい」と思ってハードなトレーニングも続けられる。そこにあるのは信頼関係以外の何ものでもありません。

がまんというのは成長への架け橋です。それを乗り越えると何かが見えてくるはずです。私は死ぬまで、リビトでトレーニングし続けたいと思っています！

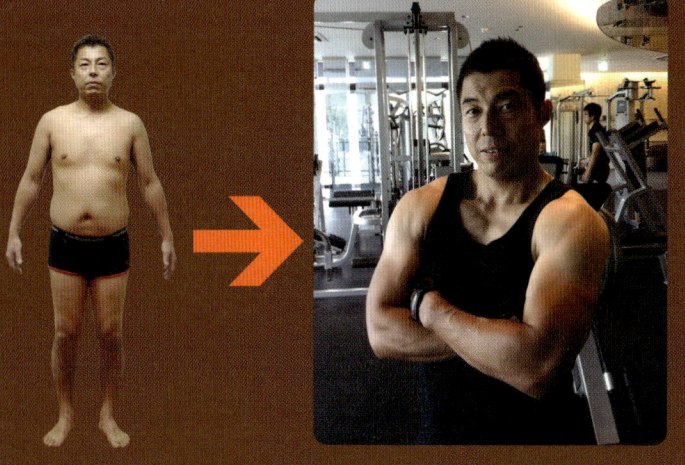

著者プロフィール

南原竜樹（なんばら たつき）

1960年生まれ。オートトレーディングルフトジャパン株式会社代表取締役社長。自動車輸入業を皮切りに多方面の事業に進出を行い、現在は医療系人材コンサルタント事業、レンタカー事業、中古車販売システム、スポーツ健康事業「LIVITO」などを経営する。東証2部上場の株式会社L'ALBAホールディングス取締役。ＴＶ番組「マネーの虎」では「冷徹な虎」として人気を博した。2011年11月新たに出版社「ATパブリケーション」を設立し、取締役会長に就任。40代後半にしてボディデザインに目覚め、6パックを達成、52歳を迎えた今でも体脂肪率10%をキープし続けている。

リビト（LIVITO）ホームページ
http://livito.co.jp

写真撮影：
蛭間勇介（HIRUMA DESIGN OFFICE）
山下亮一
フードコーディネーター：上田友子
編集協力：
長木幸一、栗原幸大、山中麻未、徳永知加
スーパーバイザー：河崎英介

35過ぎて腹筋を割る！
超かんたんレシピ&トレーニング
2012年7月30日　初版第1刷発行

著　者	南原竜樹
発行人	桑田 篤
発行所	ATパブリケーション株式会社
	〒104-0061 東京都中央区銀座1-20-14
	KDX銀座一丁目ビル8F
	TEL：03-3536-5478　FAX：042-977-1088
	http://www.atpub.co.jp
印刷・製本	三松堂印刷株式会社

ISBN978-4-906784-07-3 C0077
©TATSUKI NAMBARA 2012 Printed in Japan

装丁・本文デザイン・DTP	南 貴之 (4U design)
イラスト	クボタアユミ

本書は、著作権法上の保護を受けています。
著作権者およびATパブリケーション株式会社との書面による事前の同意なしに、本書の一部あるいは全部を無断で複写・複製、転記、転載することは禁止されています。
定価はカバーに表示してあります。